ほんとうに
美しくなる
ための
医学

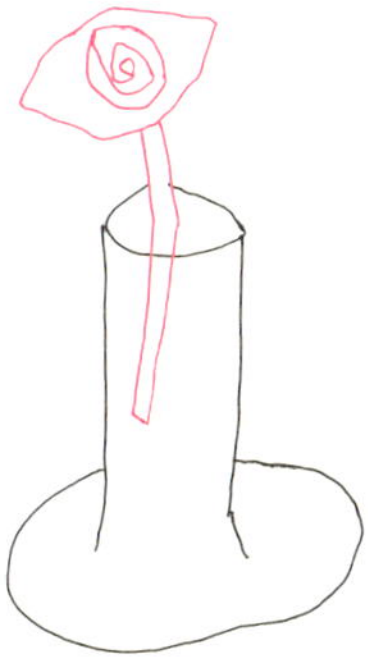

―― 美容整心精神医学を創造する ――

中嶋英雄

形成外科医・精神科医

アートデイズ

《AIFモデル》

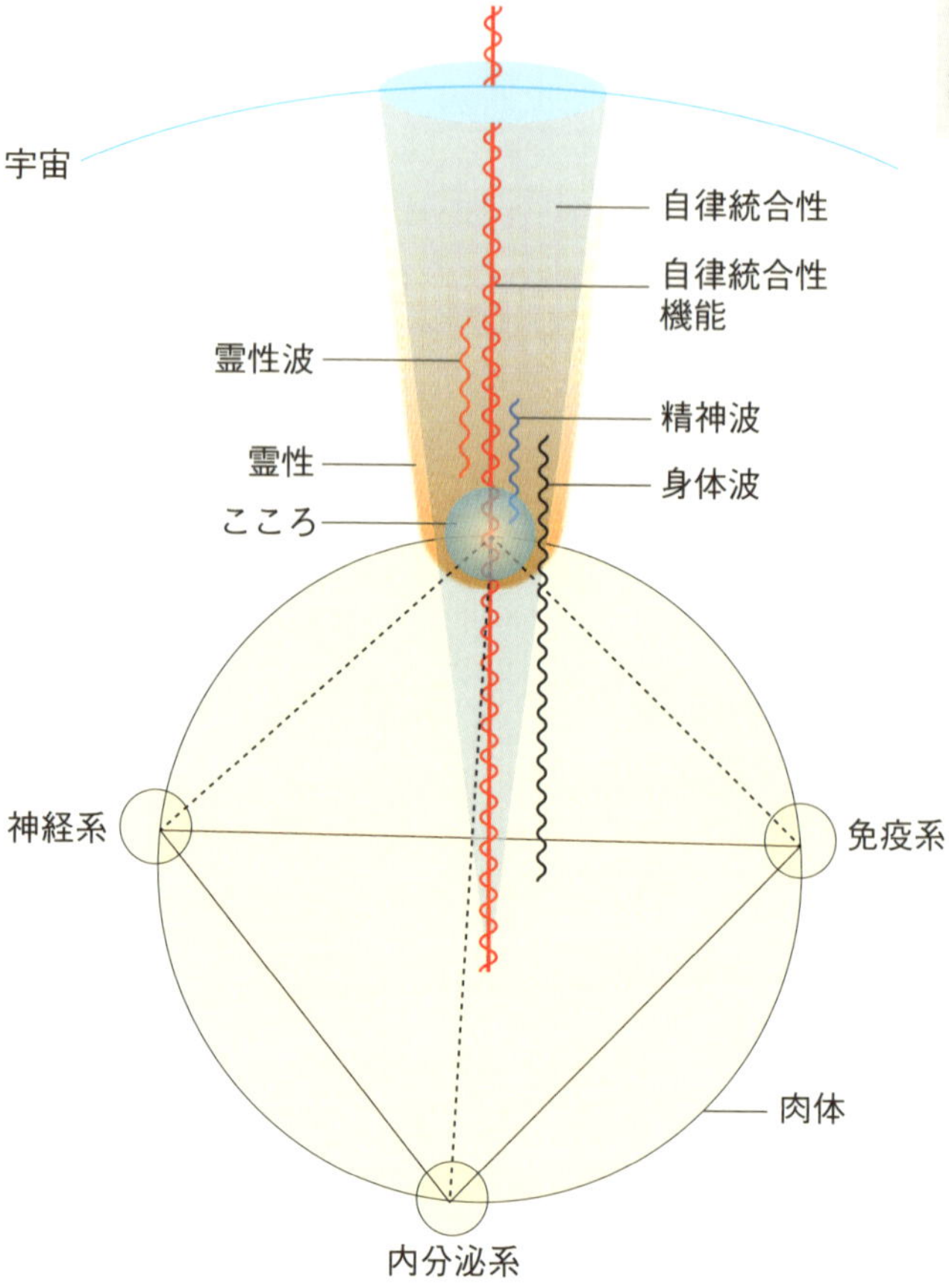

宇宙
自律統合性
自律統合性
機能
霊性波
精神波
霊性
身体波
こころ
神経系
免疫系
肉体
内分泌系

はじめに――外観と心を共に診ていく新たな医学の提唱

1973年に慶応義塾大学医学部を卒業してから三十五年間、私は形成外科医として患者の外観の悩みに正面から向き合い、手術でより良い結果を生み出すことに専念してきました。特に従来の手術法の限界を超えるために、基礎研究に打ち込み、新しい概念を創発することで、新しい術式をいくつも開発考案し、世界の形成外科学界に新たな風を吹き込んで来たと自負しています。

しかし、時には患者の期待に応えることができないことも少なくありません。医者としてどう進んでいくか苦悩した時期もありました。その長い年月の中で、私は徐々に「外観と心の関係」について問題意識を持つようになっていきました。

2000年には、外観障害の治療を形成外科、美容（化粧）、精神科（臨床心理）の三本柱で取り組む社会サービスを研究するために「医美心研究会」を立ち上げ、個人的にも精神世界の勉強を深めていきました。

しかし、精神世界というものは、学べば学ぶほどあいまい性が深くなっていくものです。「心を本当に知るには、心を専門に扱う世界に入ってみることが必要だ」と感じた私は、

２０１０年、形成外科を辞し、その後の四年間は精神科医として働きながら、臨床を中心に精神医学を勉強することにしました。

実際に精神科医療に携わっていくと、精神医療の現状に対する疑問を抱くようになりました。

やがて、「心とは何か？　どこにあるのか？」を問う、いわゆる心脳問題と呼ばれるものも勉強してみると、「心には量子論が関係する」という考察を述べる論文を目にするようになり、私の興味は一気にそちらに向いていったのです。

改めて、古典物理学から量子論、脳科学、心理学、分子生物学、免疫学、精神神経免疫学、科学哲学等を勉強したところ、近年の科学者たちが明らかにした量子の性質が、確かに心と関係があると確信するようになりました。

それと同時に、すべての事象をあいまいで不確かとする量子論では説明できない、ある規律性が森羅万象に存在していると考えるようになりました。

そこから、精神から肉体、ミクロからマクロまでのすべての物質、さらに、生命社会、自然現象、宇宙までを統合する摂理とも言うべき「根本原理」があるということに思い至ったのです。

その考えに到達した時、私の中に新しい心身相関の医学の概念が生まれました。

そして、翻って、形成外科という医学を考えてみると、外観の治療の目指すべき方向性や、本当に美しくなるためには何が必要か見えてきたのです。

この本では、私がどんな風に医者になり、何を考えながらこの35年間を走り続けてきたか。

そして、今の時代に欠けていて、これからの時代に必要とされる医学とはどんなものかを考えてみたいと思います。

ほんとうに美しくなるための医学
——美容整心精神医学を創造する——

目次

目次

ほんとうに美しくなるための医学

――美容整心精神医学を創造する――

第1章　形成外科医としての半生

導かれるようにして入った医学の道

私は愛知県に生まれ、医学部への進学率が全国一という名古屋の私立高校を卒業しました。クラスメイトは比較的裕福な家の子が多く、医者の息子や個人企業の経営者の息子が多かったと思います。

私は三人兄弟の真ん中で、ご時世なのか、地域特有なものかはわかりませんが、父にも「子どものうちの一人位は医者になってくれたらいい」という思いがあったように思います。はっきり言われたことはなくても、そう感じることがありました。

ただ、私は父が小さな会社をやっていたことから、一切の責任を一身に背負って力強く生きる父親のような経営者という生き方に興味がありました。もともと人にうまく同調することが苦手で、新規性を求めることが好きという性格でしたから、クラスメイトが大学の医学部を目指して一途に勉強していても、自分は工学部に行って、何か新しいことを考えて、ビジネスの基盤を作りたいと思っていました。漠然とですが、卒業後は今でいう「起業」をしようと思っていたのです。

しかし、運命とは面白いものです。

受験シーズンになり、第一志望の大学の試験日が遅かったため、私は比較的試験日が早かった慶応義塾大学の医学部を受けることにしました。医者になるつもりはなく、あくまでも本番に向けた予行演習のつもりだったのですが、実際に合格してみると、事態は変わって行きました。

色々考えた末、私は医学部に行くことにしました。人と合わせることが苦手で、どちらかというと独立独歩でできる個人経営者向きではないかと感じていたことが開業医のイメージに結びついたのと、無意識にしろ、親の意向をくんだのかもしれません。「人がやらないことが好き」「もの作りが好き」という新規性を求める自分の性格は、医者になってから「今までと同じ手術はしない」「常に新しい工夫を加えた手術法を考える」という方向で大いに発揮されることになりましたから、人の生まれ持った気質は変わらないものだと思います。

幼い頃に感じていた心の傷

今にして思えば、進学を決める際、最終的に医学部を選んだのは、自分の心の中に潜在的に「医者という職業への興味」があったからだと思います。

というのは、私は生まれつき、外観の病気を持っていたからです。先天的に瞼（まぶた）がさがっている眼瞼下垂症という病気で、歳を取るとわりとそうなりやすいので、「それが病気？」と思われる方もいるかもしれませんが、瞼を十分に開くことができず、視野が狭くなるのがその特徴です。

当時はそうした病気についてはあまり知られていない時代でしたので、親も病気だということに気づかないくらいでした。それでも写真を撮ったりすると、上眼瞼がしっかり開かないため、自分だけみんなより少しあごをあげて前を見ようとしている奇妙な様子が写っています。それで、自分も周囲も「あれ、おかしいな」と思うわけです。

子どもですから、そんな些細なことでもなんだかんだと馬鹿にされ、苛められました。ですから、子どもの頃の写真はほとんどありません。写真撮影があると自分で避けていたからです。

私の外観障害は決して大きなものではなく、自分でも何が問題なのかはっきりとはわからない程度でした。しかし、そんな状態でも、「みんなと少し違う」と感じることは、子供心に非常に負担になりました。このことは、その後、形成外科医になって、外観の悩みが子ども心にどんな影響を与えるかを理解し、共感するには少なからず役に立ったと思います。

私はもともと引っ込み思案な性格で、幼少期からいつも大きな孤独感を抱えていました。大勢の人の前に立ったり、初対面の人と話すことが大の苦手で、それはやはり、この外観の問題が関係していたのかもしれません。

実は今でも、大勢の人の前や初対面の人と話すのは得意ではありません。付き合いが深くなると、大胆な面も見えてくるようですが、大胆さというのは実は弱さを隠すためのものだったりします。

そうした引っ込み思案の性格が大人になるにつれて変わっていったのは、「人は外観だけではない」ということや、「成績や実績をあげれば人に評価してもらえる」ということがわかったからです。私はそういう風にして、弱い自分に少しずつ自信をつけてきました。

私の心の中には、人には言えない自分へのコンプレックスや他人からの心ない言葉によって受けた心の傷があったと思います。そうした経験が自然に医学や人の心への興味へとつながり、医者の道に進むことになったのではないかと、今になって思います。

人間不信に陥り、勉強しなかった学生時代

自分のコンプレックスの要因が、実は病気であるとわかったのが大学一年の時でした。幼少時代からの悩みの糸口をようやくつかむことができたのです。

さっそくその夏に、名古屋の大学病院の眼科で手術を受けることにしました。後から考えれば、手術はレベルの低いもので、結果も不十分なものでした。それでも何か一つ前進した気持ちにはなりました。

大学では山岳部に入りました。自然が大好きで、中学の頃から山登りを始め、山に登ると人との関係を忘れることができ、孤独感が癒されたのです。もっとも、健康も体力も衰えた今は、もっぱら山岳ドライブになってしまいましたが。

大学時代は全共闘運動が吹き荒れた時代で、私もご多分にもれずその渦の中に巻き込まれ

て行きました。これは「何かを志した」という思想的なものではなく、体制に対する憤慨や現実に対する不満、やり場のない怒りなどが青年期特有の不条理として感じられ、理性というより情念的なものから、状況にながされて参加したようなものでした。

運動に参加して私が感じたのは、どんなに高い理想を掲げていたとしても、「結局は、人間は権力志向なのだ」という自分のもともとの考えの再確認でした。ここでも、高い理想を掲げているリーダーたちは、実際に行動している私たちと一緒に火炎瓶を投げたりはしませんでした。捕まるような危険なことは全部下っ端にやらせておいて、「自分たちが捕まったら組織がなくなってしまうから」と言って、最後まで闘争現場には出てこなかったのです。「高邁なことを言っていても、自分のことは守るのだ」と失望しました。口で言う理想と、実際に人間が行うこととはまた別なのだということを見せられた気がしました。それは社会主義、共産主義国家が例外なく独裁国家となり、人民を抑圧したという近年の歴史が証明していることでもあります。

ただ、私もそこで、「じゃあ、自分だけはそうはならず、言行一致した理想的な人間になってやろう！」と思うのなら格好いいのでしょうが、実際はそうではなく、もともと厭世的な性格な上に、さらに人間というものに失望した屈折した気持ちを抱き、前にも増してやる気が何も起こらなくなってしまいました。その頃から殆ど学校にも行かなくなり、太宰治や織田作之助など無頼派が好きな友人と新宿のゴールデン街などを徘徊したりもしました。

曲がりなりにも医学生ですから、「行かないではすまないだろう」と思う方もいるかもしれません。しかし、そういうことが許される時代だったのか、本当に授業にも実習にもほとんど出席せず、それでもかろうじて試験だけは受けるという学生時代を送りました。

例えば、解剖学という医学部の基本になる授業があります。文字通り人体を解剖する実習があり、献体（屍体）を四人で手分けして解剖していきます。皮膚を剥いで、血管や神経を探し、組織や臓器の名前を覚えていくという、ものすごく単純で、緻密な労力と時間がかかる授業です。

この実習で一番辛いのは臭いです。ホルマリンの臭いと死臭で、常人の感覚ではとても耐えられるものではありません。それなのに、その臭いを発している屍体に触れなければいけないというので、最初の授業で「これはダメだ。自分には向いていない」と思って、それきり実習に出なくなりました。

幸い、解剖学の実習は学生たちが好きな時に行って行うフリータイムシステムで、実習の出欠は取りませんでした。実際の解剖は仲間がうまくやってくれて、医学生時代は自分では一度も解剖しないで終わりました。解剖用のメスは買ったけれど、新品のまま終わったという前代未聞の最悪の学生だったと思います。もちろん、今なら解剖学の授業や実習に出なかったら卒業できないと思います。当時はおおらかというか、すべてがユルイ時代だったのでしょう。

まあ、言い訳をさせてもらえば、当時、解剖学は、あまりに無味乾燥で、難しい解剖用語を機械的に暗記するという勤勉さだけが原動力というもので、何かと生意気な若者向きではなかったのです（もっともそれは現在も変わっていないと思いますが）。

その後、形成外科医になってからは、血管解剖をライフワークとし、もっとも解剖に強い形成外科医の一人として実績をあげるようになったのは皮肉なものです。

哲学者の木田元が「好きでなければものにならず」と言ったのは本当に真理だと思います。

患者が結果を判断する形成外科

医学部６年生も終わり頃になると、「医者になる」という自覚は乏しかったものの、さすがに医者として何をしていくかを選ばなければいけません。はっきりとした理由はありませんが、「精神科医になろうかな」と思った時期があり、群馬にある精神病院に、今でいうインターンみたいな形で週に一度、当直しながら通うことにしました。

ここでの経験は充実していました。当時の院長とも仲良くなって、「中嶋くんは精神科以外のどの科に行けると思うの？　行けるところなんてないでしょ？」と言われるようになり、自分にとって精神科はとても身近なものに感じるようになっていました。

しかし、精神医療は医者にもとても大変な精神的エネルギーを必要とすることと、「医師の診療には患者は一切口をはさめない」という医師と患者の間にある絶対的な権力構造に対する戸惑いがありました。

また、患者の精神状態が多少良くなっても、医者が離れてしまえばすぐに元の状態に戻ってしまうケースを見て、精神科医は「一生をかけてほんの限られた数の患者を診続けるしかないのではないか」ということも気になりました。

そこで、患者自身が自分が受けた医療の結果を判断でき、もっとも医者のごまかしがきかない（すなわち医者と患者が対等である）科は何かと考えた時、浮かんできたのが整形外科でした。整形外科は主に身体の運動機能に関する治療を行う科で、骨や関節、靭帯や筋肉に関する疾患や外傷を扱う科です。そこでは、医者が「治ったよ」と言っても、患者が歩けなければ治ったことにはならないからです。

さらに、世の中には身体の表面や形を扱う形成外科というものもあることを偶然耳にし、興味を持ちました。形成外科は外傷や火傷などで負った傷跡や手術瘢痕の処置、怪我や病気で失った組織や機能の再建、身体の先天的な変形の治療などを行う科です。広い意味では美容外科（整形）も入ります。

ただ、当時の形成外科はまだ一人前の診療科ではなく、講座がありませんでした。医学博士号は講座制のある大学院で取るのが一般的で、その講座がないということは、その科を出ても医学博士にはなれないということになります。

多くの新人の医者は医学博士号が欲しいので、内科や外科などの講座を持っている古くからある診療科を希望します。そんな中、私は講座がないという一人前扱いされていない形成外科に逆に興味が湧いて、医局を訪ねてみることにしました。

当時の形成外科の医局は、各医局が並んだ中央病棟の地下にありましたが、その医局長屋の中ではなく、廊下の出入り口の外にあった階段の下の、元は掃除道具などを置いていた物置を改造した部屋であったため、天井の一部は斜めになっていました。ドアを開けると、部屋の中には白衣を着た医師たちが三人、机に足を乗せてソファーにふんぞり返っていました。

医局のある場所といい、その何とも言えないアウトローな退廃的雰囲気に、私はすっかり魅了されてしまいました。「この科こそが自分の肌にあう」とビビッとくるものがあり、精神科と迷ったあげく、十円硬貨をなげて表裏で決めることにし、表が出て形成外科に入ることになったのです。

形成外科に入ることは決めたものの、それで私にやる気が起こったわけではありません。卒業して、四月に医師の国家試験に受かって、研修医になっても、エンジンはかかりませんでした。四月末には受け取れる医師免許証も、普通ならば喜んですぐに取りに行くところなのでしょうが、私は行きませんでした。まだ医師としてやっていこうという覚悟ができていなかったのです。

大学病院側も自分のところの卒業生が合格したかどうかはわかるので、今はどうかはわかりませんが、当時はわざわざ「医者免許証を持ってこい」と言いませんでした。それをいいことに放置していて、夏になって初めて慶応大学病院以外の病院にアルバイトに行くのに必要になって、仕方なく取りに行ったくらいです。

医師免許証は通常、住民票の管轄の保健所に取りに行きますが、私が区の保健所へ取りに行った八月には、今でいう厚生労働省の担当課に送り戻された後でした。厚生省の担当課に出向くと、本箱の上に置かれた段ボールの中に、医師免許が丸められて放り込まれていました。医務官がそれを出してきて、「君は変わってるね。こんな時期まで取りにこない人は君が初めてだよ」と言われたのを覚えています。

まるでやる気のなかった研修医一年目でしたが、一つだけハッキリと記憶に残っているのは、研修医になったばかりの夏に、二度目の眼瞼下垂の手術を受けたことです。形成外科で手術が上手いことで評判の先輩の医者に「お前の眼瞼下垂は手術をすれば良くなるよ」と言われ、受けることにしました。

結果として、眼瞼下垂の状態はゼロにはなりませんでしたが、コンプレックスはかなりなくなりました。これは形成外科に入局した最大の収穫だったかもしれません。

その時はそうは思いませんでしたが、今になって思えば、自分が大学病院で形成外科に進んだ最大の要因は無意識であったにしろ自分の外観の障害にあったのかと思います。

この手術を受けた後には、周りの先輩の医者達からは「眼瞼下垂の手術を受けて良くなったから、あいつはもう形成外科を辞めるんじゃないか」と噂されるほど、ダメンズ研修医でした。

普通、研修医は人よりも病院に早く行って、誰よりも遅くまで病院に残っています。しかし、私はいつも午後出勤です。「こいつは全然駄目だな、使いものにならん」と相手にされていなかったのだろうと思います。

医療の魅力に目覚める

そんな私に転機が訪れたのは、研修医として半年が過ぎた頃でした。研修医一～二年生は、五～六年上の先輩が指導医としてつきますが、当時の研修医は封建制度の丁稚みたいなものですから、彼らは研修医にとって絶対的な存在です。

ある日、いつも通りに昼過ぎに医局に顔を出すと、新しく代わった指導医に「今頃出勤なんてふざけるな。だらだらするな！　お前それでも医者か！」とものすごい剣幕で叱られました。考えてみれば、それまでの私のいい加減な態度を誰も叱らなかったのが不思議だったのです。要するに、半分甘やかされて、半分見放されていたのだろうと思います。

情けないことですが、叱られてようやく目が覚めました。「ああ、私も世間では医者なのだ。社会人なんだ」とその時、初めて思ったのと、先輩の本気度が伝わってきて、そのことにも感謝の気持ちが湧いてきて、どこかでホッとした気分になったのです。ダメな自分を誰かに叱って欲しかったのかもしれません。

そこから自分的には一変したつもりです。それまではお昼過ぎに医局に行っていたのを、翌日から朝七時には行くようにしました。指導医の反応は憶えていませんが、とにかく雑用は率先して行い、何でも言われるがままにしました。採血や傷の包交、入院時の問診など、当たり前ですが、ただ、ひたすら命令されたことは誠実に実行しました。

それから無我夢中で半年が過ぎ、研修医二年目からは、手術の第一助手に入れるようになりました。手術を行う執刀医の対面で助手をさせてもらえるようになったのです。それまでは後ろでただ見学しているような状態だったので、さらにやる気がでてきました。

目の前で手術を見ていると、手術の内容もリアルにどんどんわかるようになってきます。少しずつですが、執刀医の手術の上手い下手もわかるようになりました。

私は性格的に教科書通りというより、新しく工夫を加えていくということの方が好きな性分でしたので、術者のやり方をみていたら、「こんな方法もあるのではないか」「自分ならこうする」と色々アイデアがでてきて、自分ならもっと上手くできるのではないかとさえ思うようになりました。

そこで、恐る恐る「これはこうした方がいいんじゃないですか？」と意見を言うようになったら、先輩によっては私の意見を聞いてくれて、徐々に手術もさせてもらえるようになったのです。

そうなると、ますますやりがいを感じるようになって、この頃になって、ようやく「形成外科医としてやっていこう」と思うようになりました。

なんとなく医学部に入り、学生運動やその他の人間関係で人間不信になってしまい、医者になってからも本気になれなかった私の中に、医者三年目にしてようやく形成外科医としてやっていく覚悟が生まれました。「外観で悩む患者に自分ならではの工夫で応えてあげよう」「今治せない患者も治せるような形成外科医になろう」という目標が持てたのです。

手術は十分な準備とアイデアで決まる

手術にはある程度の基本手技にのっとった基本的な決まり事があります。けれど、形成外科では、「この症例にはこれ」というように、手術法や手術の手順が決まっている訳ではありませんし、残念ながら、百点満点の手術方法というものも形成外科には存在しません。

どんなに優れた術式でも必ずどこかに欠点や足りないところがあるもので、いくつかある術式の中から患者にあったベターな方法を選択し、不足を見つけて、それを補う工夫をする、あるいは、適合する手術法が存在しなければ一から自分で考え出すことが形成外科医には求められます。

人によって考えも違うとは思いますが、様々な自分なりの経験を経た私が、今、後輩の形成外科医たちに常に言っているのは、「手術が成功するかどうかの90％は手術の前に決まる」ということです。

これは「どんな手術を行うか」という手術法の立案の段階で80％、シミュレーションで手術のイメージ作りをして、問題なく行えるだろうと感じられた時点で90％が決まっているということです。

手術法を決めるにあたっては、「この患者の問題点は何か？」を見抜く力が大切で、次にそれを解決するもっともコストパフォーマンスの良い方法を見つけることになります。それには既存の方法をひとつでも多く知っている必要があるし、良い方法が見つからなければ、創意工夫する必要が生じます。形成外科の醍醐味は、この「見抜く力」と「創発する力」に尽きます。ここまでが80％です。

手術のイメージトレーニングのやり方としては、例えば、予定した手術の手順がAからFまであるとします。そして、A→B→C→Dまで順調にきたとしても、Eで予測とは違う結果になったとします。

そうなった時にあわてないよう、Dの下にE1、E2、E3と考えられるパターンを準備しておくのです。E1になった場合は次のF1の手も考えておく。E2になった場合もF2という手を考えておく。Eで何かが起こった場合、E1、E2を想定するだけでなく、F1、F2と手順も考えておくのです。そのシミュレーションを手術前にどこまでできるかが手術結果に結びつくと考えています。

手術に際して、外科医には、綿密な予測の中から、その患者に最も適した手術方法を選択することと、術中の経過をどこまで予測して準備をしておけるかということが求められます。常にリスクを考え、想定外の事態を想定し続けなければなりません。「想定外の状況になったので、手術が失敗しました。すみません」では、患者もたまったものではありません。想定外を可能な限りゼロにするように考え抜いて、すべての可能性に対する手を考えておく。それくらい準備をしっかりするのは外科医の当然の義務です。そして、想定された事態の解決法が浮かばないようなら、そのような手術は行うべきではないのです。

それでも、想定外の事態はおきます。医学の人間の生体に対する理解はまだまだ不十分なもので、全てが想定できるような学問的な力量は現代の医学にはまだありません。医学は決して万能ではないということです。

手術の成否は、この手術前の考察が90％。そして、残りの10％のうちの５％は術者の手術のセンスだと考えています。形成外科医は他の科より細かい作業が必要になるため、余計にそのセンスが結果に微妙に左右します。

例えば、消化器外科の胃潰瘍の手術では、一般の外科医が一時間くらいかけて行う手術を、手術センスの良い形成外科医なら三十分くらいで終えられるようになります。

「器用でないと形成外科医になれませんか？」と質問されたら、「ノー」と答えますが、基本的に、形成外科には手術的なセンスを持っている人が向いているように思います。同じ図面なり見本を見せて何かを作らせても人によって作品に差が出てしまう。同じレシピで料理をしても味に差が出てしまう。センスとはそのようなものです。

そのセンスには、手術中に臨機応変に対応できる冷静な判断力と実行に移す決断力が含まれます。不測の事態にあわてて、判断と決断が後手になれば事態は深刻になるばかりです。

そして、最後の5％は患者との相性です。人には個体性といってその人独自の体質のようなものがあります。医者にもそれがあるので、その波長があうことが、実は大切だと思うのです。これは運でしかありませんが、私はそう信じています。

こうした考えは若い時から持っていたわけではなく、長い経験から確立していったものですが、この考えは留学の経験をはさんで築かれた私の理想とする形成外科医像から導かれたもので、私は若い頃からそのような形成外科医であろうとしてきて、やがてたくさんの臨床経験を積んでそのように確信するに至ったのです。

あらゆる外科の知識を吸収する

私が形成外科医への思いを強くし始めたのとほぼ同時期に、外科系の研修で大学病院の外に出ることになりました。形成外科はいろいろな外科の知識があった方がいいという初代教授の考えからです。研修期間は個人差があり、通常は二～三年で一、二の外科系臨床科を経験するものだったと思います。

行き先も人それぞれです。私は出身地に近い名古屋の藤田保健衛生大学の付属病院に行きました。その病院は当時、新設二～三年目で、スタッフの半分くらいが慶応大学医学部の出身者で、教授、助教授もみな、三十～四十代の若いスタッフがそろっていました。

そこでの二年半で、私は一般外科、脳神経外科、心臓外科、小児外科、整形外科を回ることができました。一つの科を二ヶ月から六ヶ月単位で回り、一年半で一順。後の一年で、自分が興味を持った脳神経外科と整形外科で再度研修をさせてもらいました。

私が参加したこの外科系研修プログラムは、現在では行われていないようですが、様々な外科系各科を体験したことは、私にとって大きな意味を持つことになりました。

どの科の経験も私にとって貴重なものでしたが、中でも、後で一番役に立ったのは脳神経外科です。ようやく一人前の形成外科医になろうと思い始めたのに、「形成外科医ではなく、脳外科医になろうか」と思うくらい、興味をもって真摯に打ち込みました。周りの脳外科の先生方にも「脳外科に来たらいいのに」と勧められもしました。

この研修医時代の経験から、後に私は守備範囲の広い形成外科医として、様々な手術の方法を考えられるようになります。さらに脳外科での経験が、私の後の頭蓋顔面外科のパイオニアとして、また、頭蓋底外科の創立者の一人としての活動につながっていくことになりました。

今になって振り返ってみると、研修医時代は私の医者としての人生の中で一番幸福な時代でした。文字通り、よく学び、よく遊び、気楽ながらも充実した人生を謳歌していました。

ミスター・エマージェンシー

藤田保健衛生大学の付属病院で二年半の研修を終えた後、臨床の前線で医師としての力をつけるため、慶応大学病院の教育関連病院である長野県の飯田市立病院へ一年の予定で赴任することになりました。そこでは研修医ではなく、外科医として配属されました。

ここには結局一年半ほど勤務しましたが、その間、一般消化器外科の他に、脳外科と形成外科も担当しました。特に脳外科では、保険衛生大学の脳外科教授に目をかけられていたこともあり、すでにかなりの手術の経験があったので、脳動脈瘤や脳腫瘍の手術など脳外科一年足らずの経験にしては驚くほどたくさんの手術をさせてもらいました。

私は脳外科以外に整形外科の経験もあったので、普通の一般外科医より、対応できる範囲の幅がさらに広くなります。通常はどの科の医者もそうですが、自分の専門以外の治療のことには関心も薄く、またほとんど理解もしていませんから、夜間で緊急を要する場合は、どの科の医者が当直しているかによって、患者の運命も分かれることになります。

例えば、大腿骨折の救急患者が夜間に到着したとします。大腿骨折は骨が折れた状態でそのまま放っておくと筋肉が縮んでしまい、後で骨を整復する時に筋肉が伸びずにやっかいなことになるので、本来は、膝関節上部にピンを通して大腿の筋肉を牽引する整形外科的な緊急処置が必要なものです。

しかし運悪く、その日の当直が他の科の医師だった場合は、当面必要な救急処置以外の専門的な対応はできませんので、次の朝、整形外科の医師が出勤するまで、一時的な応急処置をして待つことになります。

患者にとっては迷惑な話ですが、医者も毎日二十四時間寝ずに仕事はできませんから、仕方がありません。

そんな中、私は形成外科、一般外科、脳神経外科、整形外科に広く浅くですが通じており、開頭、開胸、開腹のできる医者ということで、ミスター・エマージェンシー（救急医）と呼ばれ、どの科からも珍重されました。私自身も、「どんな患者が救急車で運ばれてきても大丈夫」という青年医師らしい自惚れと自信がありました。

私の守備範囲が広かったのは、いくつもの科を回らせてもらった研修プログラムのお陰です。本来なら、一般外科なら一般外科しか経験しないところを五つもの科を回ってきたため、守備範囲が広かったのです。

これはその後の形成外科医としての私の強みになりました。例えば食道癌の手術では、食道を取った後に、食道の替わりに小腸の一部を切り取って移植してする手術法があります。この場合、消化器外科医が食道を摘出した後、引き続き、小腸の一部を摘出します。それを受けて次に形成外科医がその小腸を使って食道の再建をします。そして、その後の移植した小腸の術後経過は形成外科医が診ていくことになります。私なら、消化器手術の経験もたくさんあるので、外科医が癌を取っている間に小腸を摘出できるので、手術の時間が短縮できるのです。

あるいは、ロート胸の手術では、開胸になれているので、大胆な手術法が考えられるし、頭蓋顔面外科では、脳外科医の出番を待たずに自分だけで手術が可能になります。又脳のことが分かっていれば、頭蓋骨の手術なら自在にこなせます。

パリで最新の頭蓋顔面外科を学ぶ

充実した一年半を飯田市立病院で過ごした後、五年ぶりに慶応大学病院に戻ることになりました。

その際、上司の人事問題で医局とトラブルがあったこともあり、形成外科医ではなく、脳外科医に転身しようか、とまた悩みました。

しかし、脳外科は手術の結果の判断が不透明という点がひっかかりました。脳外科では、手術がうまくいったかどうかは、患者にはわかりません。名人が手術しても、初心者が手術しても、頭を閉じてしまえば中で何が起きたかわからないからです。結果が悪くても、「なにせ脳の手術は大変ですから、仕方がないですよ」と言われてしまえば、患者も納得せざるを得ません。そうした曖昧さが自分の性格にあわないと思いました。

それに対し、形成外科の成果は表に現れますし、結果の最終的な評価が患者側にあります。

ごまかしが効かない。そこが厳しいところでもあり、醍醐味を感じている部分でもありました。

そういえば、同じような葛藤が学生の六年生の頃にもありました。「将来、精神科に行こうか。形成外科に行こうか」と悩んでいた時に、悩みの原因は、精神科は患者側が圧倒的に弱く、医者の判断がすべて通るという点でした。

脳外科に行くか、形成外科に戻るか、迷ったあげく、学生時代と同じ理由、つまり、患者が治療の結果を自分で判断できるという理由から形成外科に戻ることにしました。

形成外科に戻るとすぐに、研修医の一番上のチーフレジデントという役職を任されることになりました。

チーフレジデントは病棟業務から研修医の現場教育まで全部を仕切る、大きな責任のある仕事で、通常、医者になって五～六年目でやるものです。私は外に出ていた期間が長かったため、医者として七年目の時期に任されることになりました。チーフレジデントとしてはかなり遅めのスタートです。

それでも、人よりも広い分野の多くの経験をしてきたため、自分で言うのも何ですが、極めて優秀なチーフレジデントだったと思います。実際に様々な科を経験してきたので、関連するどこの科とも意思疎通が良く取れ、うまくやれました。また、経験を生かして、より大胆な手術法が可能になっていきました。

チーフレジデントになって一年経った頃、ひょんなことから一年間留学することになりました。留学先はフランスの頭蓋顔面外科発祥の病院です。

頭蓋顔面外科というのは、１９７０年代にフランスで始まった頭と顔の骨を頭と口の中から同時に切り離し、移動させて骨格を治すという新しい手術分野です。

当時の日本の形成外科では、外国の論文を読んでただ驚嘆するばかりで、本格的にその分野に手をつける者はいなかったので、「自分は脳外科も勉強したから、自分ならできるかもしれない」と思い、この分野の創始者でフランスの形成外科医のテシエ先生（Dr.P.Tessier）に師事するため、１９８０年にパリのＦＯＳＨ病院に留学しました。

テシエ先生は大学病院の医師ではなく、ＦＯＳＨ病院に週に二～三回通っているいわゆる開業医でした。しかし、彼の頭脳も手術も驚嘆に値するもので、世界中の心ある形成外科医なら彼の名を知らない人はいなかったと思います。彼の評判を聞きつけて、海外から数多くの患者や医者が集まってきていました。私は当時の教授のつてもあり、学会で彼とも会っていたので、運よく彼に師事することができました。

当時のテシエ先生の留学生の間では、「パリへ来る人は、リド（大規模なレビューショウが売り物の観光客向けのナイトクラブ）かテシエの所に来る」というジョークがあるほど多くの留学生で溢れていました。

留学中の勉強と言えば、ただひたすら手術を見せてもらうことでした。彼は英語を話せますが、基本的に会話はすべてフランス語で、私がつたない英語で質問すると、彼はそれに対して流れるようなフランス語で答えるという具合でした。私はフランス語の医学の専門用語は勉強していたので、手術のことならそれで何とか理解できました。それでも、言葉で教わったことより、見て学んだことの方が圧倒的に多かったと思っています。

私が食い入るように手術を見学するものだから、テシエ先生のアシスタントから「ジャポネはクレバーかと思ったらイマジネイティヴなのだ」といわれるほどでした。

テシエ先生はとてつもなく手術がうまいので、彼が行っていることは非常に簡単に見えました。手術を見学しながら、「なるほど、そうすればいいのか。これならば自分でもできそうだな」と思って帰国してから、実際に行ったら大変難しくて、彼の技術の素晴らしさに改めて驚くことも度々ありました。

「手術の成功は計画の段階で90％決まってしまう」という私の手術に対する姿勢は、テシエ先生に学ぶなかで確信に変わっていきました。

彼は考えつく限りの可能性を手術の手順に折りこんで、紙に書いて、手術室の壁に貼っていました。その周到性に加え、なおかつ、冷静な判断力と器用な手先を持っている誰もが認める天才的な形成外科医でした。そうした取り組み方を行っている人は当時の慶応の形成外科にはいなかったと思います。

振り返ってみると、留学で最も学んだものはテシエ先生の生き方だったのかもしれません。人間としてその生き方に大きな影響を受けました。ただ、余分なものも少し勉強してきました。彼は手術中に周りのスタッフが呼吸を合わせてついてこないと癇癪を起こして手術器具を壊して投げたりしました。私も帰国してから手術室でそんな悪さの真似をしてしまい、ひんしゅくを買ったりもしました。

パリの一年間で学んだもう一つのことは、当時の日本では、まだ一般的ではなかったワインとフランス料理を覚えたことです。これはその後の私の人生を大いに豊かにしてくれました。

彼に学んだ日本人は私が最初で、その後、何人もの人が彼のもとに学びに行きました。彼はその後、随分と長生きをされ、２００８年に九十一歳で亡くなりました。生涯、世界中の形成外科医の目標となって活躍され、彼の教えは世界中の多くの頭蓋顔面外科医たちに受け継がれています。

世界に注目された新たな術式

テシエ先生が開発した手術概念と手技をフランスから持ち帰り、帰国後は、大学病院で助手として復帰しました。

この頃には、自分にいくつかのノルマを課して仕事をしていました。

例えば形成外科関係の学会では、「新しい手術方法を毎回一題以上は必ず発表する」と自分で決めました。この決め事は、実はチーフレジデントになってから始めており、ある理由で中止するまで、その後二十年間守り通しました。

学会は年に十回以上はあるので、年に二十題以上は発表します。通常は一年に二つか三つ出せばいいところなので、他の人にとっては目障りだったかもしれません。

しかし、その頃の私は、思いつきではなく、新しい概念を創るという研究スタイルを取っていて、新しい概念ができればそこから手術法などは何十も生まれてくるので、アイデアを出すのにそれほど苦労はしなかったのです。人からは、なぜ、そんなに手術のアイデアが尽きることなく湧いてくるのか不思議がられたものです。発表したオリジナルの手術法の数はあまりにも多くて（おそらく二〜三百）、今ではすぐには思い出せないほどです。

たくさんの新しい手術主義の開発がなぜ私にできたのか、「皮弁」という術式を例に説明してみたいと思います。

私が形成外科医になった頃は、熱傷や外傷による皮膚の欠損に対しては、薄い皮膚を剥いできて移植する植皮法しかありませんでした。

植皮法は臓器がむき出しになったところや骨や放射線が当った血行の悪い場所では行えないばかりか、植皮は成功しても、しわしわで色素の沈着した醜い状態になりました。

その欠点を補うものとして、「皮弁」という、皮膚と皮下脂肪組織を一緒に弁状に切りとり、血行を温存したままの状態で移動させ、欠損部を再建する方法がヨーロッパで考え出されました。

しかし、皮弁の血行の理解はとても単純で観念的なものでした。一つの動静脈でどれだけの範囲の皮弁が生かせるか、あるいは皮下脂肪はどれだけ必要かはわからず、厚みのある皮膚組織を慢然と移植していたために、皮弁の一部が壊死したり、顔への移植では表情筋の動きが隠されてしまい、能面のように無表情になったり、手や足の場合はグローブのようになってしまうのが実情でした。

私は皮弁の大きさの決定や皮弁がどこまで薄くできるかを知るには、皮膚、皮下組織の組織構造と血管の三次元構造と血行の動態を知る必要があると考えました。

そこで、解剖学教室と共同で、解剖標本屍体の微細血管を画像で観察する方法を開発し、全身の皮膚、皮下脂肪、筋肉の組織、血管の状態を３Ｄで明らかにしました。（巻末資料205ページ参照）

その結果、皮膚、皮下組織の組織構造と三次元の血管形態と血行動態が明らかになり、新しい血管の発見も容易になり、新しい種類の皮弁が次々に開発できるようになりました。また、皮弁を植皮のように薄くすることもできるようになり、機能的にも、整容的にも、格段に進歩した皮弁が可能になりました。

この研究は当時の教授の協力が得られず、研究費や研究員マンパワーなどの面で大変苦労し、精神的にもストレスの多い苦難のプロジェクトでしたが、この五年にわたる経験の中で私は非常に大きな事を学びました。

一つは、生体は階層構造であるということ。そこでは最小限の力で最大効果が現れるようにシステム化しているという森羅万象につながる真理でした。これはその後、私の自然観に大きな影響を与えました。

また、「人間の様々な振る舞い」から「美しく生きることとは何か」を考えるようになり、それまでの一本道をまっしぐらという生活から思考、思索する生活が始まりました。

私の開発した新しい皮弁手術の概念に「薄層皮弁」というものがあります。これによって可能になったことは⑴顔へ移植しても、表情を作ることが出来る。⑵手に移植しても指の機能が残る。⑶靴が履ける足ができるようになった。⑷団子のような鼻ではなく、薄く細い鼻が作れるようになった。などがあげられます。

また、乳癌における乳房再建では、残された乳房に対称的な小さな乳房ができるようになったことなどがあります。

さらに、筋皮弁という筋肉で皮弁を行う方法では「拡大筋皮弁」という概念をつくり、筋肉をほとんど着けずに、ほぼ同じ大きさの皮弁を作ることが可能になり、さらに筋肉の厚みや範囲も縮小できるようにもなり、これらのことは患者に大きな利益をもたらしたと自負しています

また、基礎研究でヒトの皮膚の血管構築を明らかにし、科学的な皮弁分類法を作り、その結果多くの新しい皮弁の予測を可能にし、実際に臨床で実現していきました。（巻末資料206ページ参照）

私は形成外科時代にこうした新しい手術概念を七つ以上は考案し、二百以上の新しい手術法を開発しました。これはあまり例のないことかと思いますが、しかし、これができたのは何か特別の才能があったわけでも、運が良かったからでもありません。

皮弁のケースと同じように、「今ある方法の足りないところは何か?」「それはなぜ、できないのか?」「そのためには何を解決すればよいのか?」という手順で仮説を立て、実験で立証して、臨床で応用するという自然科学における基本的な姿勢を取ったからです。一旦、新しい概念を作ることさえできれば、手術法のアイデアは湧き出るように出てきます。要は、こうした手順をごまかさず、実直に積み上げてきただけです。

もちろん、大きな仕事は一人でできるはずもなく、良き理解者、協力者に恵まれなければいけません。慶応時代の、私の頭蓋顔面科と皮弁の研究グループは、私が形成外科を去って五年になる今も、年に数回は集まっては交流を深めています。昔から「困った時の友は真の友」「Friend in need is in deed.」と言いますが、その通りだと思います。

頭蓋顔面外科医としての新しい挑戦

形成外科医として、皮弁などの新しい術式を開発していた一方で、日本で初めて元祖テシエ先生の頭蓋顔面外科を導入することを進め、それ以降、その分野の発展にも力を注ぐことになりました。

形成外科の治療の対象は、足の爪の先から頭のてっぺんまでです。その中でも、顔は他の部位より人の目に入り、人の第一印象を決めるものなので、形成外科医にとってもっとも真剣勝負になるところです。

私が形成外科医になったばかりの1970年代の初め頃は、形成外科は主に皮膚に関する外科という認識でした。しかし、形成外科の進歩と共に、欧米では骨格の形に対する治療が始められ、私はその中でも革新的なクラニオ頭蓋顔面外科フェイシャルサージェリーという手術の概念をフランスで学び、日本に持ち帰ることができました。

私はこの経験を活かし、それまでの「皮膚などの平面に対する形成外科」ではなく、「骨などにも関与していく三次元の形成外科」を目指し、日本オリジナルの三次元CTの開発から、それのCGによる手術シミュレーション応用と進め、テシエ氏から学んだ手術手技を基本にした、より進歩した頭蓋顔面外科を立ち上げていくことになります。

この頭蓋顔面外科で最初に開発した革新的な術式に、全頭蓋再建法―バンブーウエア（竹細工）法というものがあります。

頭蓋骨とは一つの骨ではなく、前頭骨、頭頂骨、側頭骨などあわせて七つの骨で構成されています。これらの骨は生まれた時は互いに離れていて、軟骨でできたつなぎ目（縫合）がありますが、脳が発達するに従って頭蓋骨も成長していき、七〜十歳の頃までには縫合が骨化し、癒合して一つになります。

しかし、まれに生まれながら、縫合部が骨化しており、この七つの骨の一部、あるいは全部が癒合してしまうことがあります。そうなると、頭蓋骨が大きくなることができず、脳が成長しようとしても頭蓋骨が邪魔するので頭蓋骨内の圧が上がり、頭や顔の形が変形したり、脳の発達障害が起こるのです。

そうなった場合、何らかの方法で頭蓋骨が成長するようにしてあげなければいけません。そのため、百年も前から頭蓋骨の癒合部分を削り取って、頭蓋の成長を促すという手術が行なわれてきました。

しかし、削除しても、すぐに縫合部は再癒合してしまい、頭蓋骨の成長も止まってしまうため、良い方法がありませんでした。

それを解決する方法として、1970年代半ば頃からは、眼高の上から前頭部の骨を大きく切り出し、前方に移動させ、頭蓋を拡大する術式がテシエ先生によって考案されました。頭蓋顔面外科の記念すべきスタートでした。ただし、残念ながら、テシエ先生の頭蓋前半部だけの術式では、拡大量も変形の修正も不十分だったのです。

そこで頭蓋全体を修正しようとしたのが、私が開発した全頭蓋再建法（バンブーウエア法）です。この方法であれば、元がどんなに狭く、歪んだ形であったとしても、正常な形の頭蓋骨を形成して拡大でき、周囲から見てあまり違和感のない顔に復元することが可能です。（巻末資料207ページ参照）

私は最適な手術結果を生みだすために、患者のCTデータをもとにCGで3D画像を作り、手術のシミュレーションができるソフトウエアを名古屋大学工学部情報工学科の鳥脇・横井研究室と共同開発しました。

これにより、手術で頭蓋がどこまで拡大できるか、骨の量は足りるか、術後の顔がどう変わるかを予測できるようになりました。ここから「コンピューターによる手術シミュレー

ション」という概念が生まれ、『手術シミュレーション学会』が生まれることになりました。（巻末資料211ページ参照）

私が考案した全頭蓋を再建するという手術概念は今ではかなり一般的になりましたが、当時はとても画期的な術式だったと思います。

これまで述べた皮弁再建と頭蓋顔面外科は、再生医学が登場するまでの１９８０年以降の二十五年間は形成外科の二大テーマでもありました。

２０１０年に形成外科を辞めるまでの間、私はこの二つの分野のトップランナーとして走り続けてきました。三十年以上、常に最前線でやってこられたことは形成外科医として誇らしく思っています。

頭蓋顔面外科領域での代表的な仕事のいくつかを巻末のコラム③にまとめてご紹介してあります。ご参照下さい。

第2章　外観障害は心の障害

外観を治すだけでは終わらない――『医美心』の誕生

１９８１年にパリから戻り、精力的に仕事をしていくうちに一つの疑問が湧いてきました。それは、「患者を救うには、ただ、ひたすら手術さえしていればいいのだろうか？」というものでした。

最善を尽くし、手術によって外観が改善されても、患者が精神的に元気になり、社会復帰できるとは限りません。そのようなケースをたくさん見てきました。

手術前は「今より少しでも良くなればうれしい」と言っていた患者も、実際に少し良くなると、「本当はもっと良くなりたかった」「障害がまったくわからないようにしてほしかった」と要望が強くなっていくのです。

手術を行う者の思いと受ける側の思いの間には大きな隔たりがあることがわかってきました。

人間が人間の体に手を加えることには限界があります。前より良くなったといはいえ、いわゆる美というものには程遠い場合も少なくありません。手術が予定通りに行われ、障害が改善されても、それで患者の苦しみがなくなるとは限りません。手術前と同じように、社会に出て行くことができないままの患者を見ると、形成外科の手術の限界、また、自分の力量の限界を見せつけられた思いがしました。

形成外科で行われる手術の場合、深刻な外観障害の人ほど確実に改善しているので、あからさまなクレームを言われたことはありません。本人も家族の方も感謝の意は口にしてくれるのですが、しかし、そうだからと言って、「まだまだ」と思う気持ちがないわけではないというのを肌で感じていました。

また、外観障害は成長に伴い、何度も手術を繰り返すケースがほとんどです。手術を繰り返すということにも問題がありました。

神様は体に傷をつければ、必ず傷痕（瘢痕）を残すように人間を作りました。ですから、手術をして、外観的には良くなる部分が増えても、それとは別のところの表面に新たな傷が生まれることにもなります。障害を取り除くために手術を行うのに、そのために新たな瘢痕という外観の障害を新たに作ってしまう。多くの患者はその新しくできた傷でまた悩むことになります。

そこで、私は、形成外科の手術でもどうにもならない、それらの傷をカバーする化粧（メイクアップという美容）という概念が外観障害を治療していく上で不可欠だと考えました。

さらに、どんなに外観を治療しても、それまでに傷ついた心を癒し、社会復帰を計るのは容易ではないことを感じていた私は、新しい治療の概念を思いつきました。

外観治療の物理的な治療は形成外科の医療、医療の限界を超える傷跡や皮膚の変色については化粧（美容）、そして、心の傷、悩みは精神科と臨床心理学、という具合に三者が三位一体となって対応していこうとする『医美心』という概念です。

それを研究するために立ち上げたのが、２０００年に設立した『医美心研究会』です。当時の形成外科治療に限界を感じ、「本当に求められている外観医療とはどんなものか？」を考えていこうと思ったのです。

形態リハビリテーション医学とセラピーメイク

先に述べたように、形成外科治療には限界があり、手術で大きな改善が見られた場合でも、必ずしも患者を救うことにはならないこともあります。これに対しては、これまでは「それが現代医学の限界です」ということで治療を打ち切るのが常でした。

しかし、そうなったら、患者はその後、どのように生きていけばいいのでしょうか？　歩行や言語などの機能的な障害に対して社会復帰を手助けする医療に、リハビリテーション医学というものがあります。私はこれと同じように、外観の形状が損なわれていることによって社会生活が消極的になったり、うまく適合できない人のためのリハビリテーションという考えがあってもいいと考えました。

それを『形態リハビリテーション医学』と名づけ、『医美心研究会』の中心となる理念とし、新たな医学として提案しました。この医学は外観の悩みに対して、形成外科、皮膚科、精神科、臨床心理、メディカルメイクの専門家たちが共になって最善の治療計画を立て、より積極的な社会生活への復帰をはかるものです。

メディカルメイクとは１９７０年代にイギリスの赤十字によって始められたものです。痣や傷痕を目立たないようにカムフラージュしたり、化粧という行為による心療的効果を医療に取り入れたもので、外観の障害による精神的負担を軽減することを目的としています。

私はこのメディカルメイクを発展させ、化粧を一つの心療的な手段として精神的なサポートに使うセラピーメイクという概念を考案し、『医美心研究会』に導入しました。

これは、手術の傷痕、火傷の痕、痣などをメイクで綺麗に隠すことを学ぶ過程で、心も一緒にケアし、前向きで積極的な生き方を獲得していくという考え方です。さらに、個々の傷痕の状態を医学的に判断し、解剖学に基いた表情の動きを考慮した動的メイクを目指しました。

「外観・美容は医療と美容と心理が共に関係する」をテーマにしたシンポジウムを計二十回ほど開催し、徐々に、『医美心』の考え方が社会でも認知されるようになっていきました。（中嶋英雄ＡＩＦ研究室ホームページを参照）

『医美心』の活動もテレビや雑誌で紹介されるようになり、世間でもメイキャップの心療効果をうたう人たちも徐々にでてきましたが、その理解も動機も極めて商業主義的なもので、私達の理念とは根本的に異なるものでした。

私たちは『医美心』の考えを基本にメイクを施せる人を養成する必要性を感じ、メイクセラピスト養成講座を開設し、一年間の特別カリキュラムを習得した講師を百名ほど育成しました。

メイクセラピストには、「なぜ、こういう傷の症状になったのか。この後、どのように変化していくのか」ということを理解できる最低限の医学的な知識を持つことが求められます。火傷がケロイド状になっている患者がきた時は、医学的な背景をある程度理解して、その上で患者が何を悩んでいるのか、何に傷ついているのか、その心に寄り添いながらメイクをしていきます。

メイクセラピストは最低限の形成外科的な知識を持ち、美容でどこまでケアができるかも判断し、さらに患者の心を受容しつつ、メンタルケアも視野に入れていくという、かなりプロフェショナルな資格になっていきました。

顔の静脈の流れを捉えたヴィノフィスマッサージの考案

メイクだけでなく、私は皮弁手術を行った顔の浮腫みが取れ、表情などがよりうまく動かせるようサポートするためのマッサージも必要だと考えました。

マッサージとは皮膚、皮下脂肪組織、筋肉に刺激を加えることによって各組織の血液、リンパ循環を促進させるものです。皮神経や東洋医学の経絡（ツボ）と呼ばれる部位への刺激効果を利用し、組織の新陳代謝を活性化させ、皮膚の浮腫みや肌のくすみの解消、肌の質感の向上、筋肉の柔軟化や臓器の活性化、リラックス効果を得ようとするものです。

マッサージによる皮膚血行促進については科学的なデータの集積はありますが、その手法は必ずしも科学的に根拠があるわけではありません。特に私が『医美心』を立ち上げた頃は、世の中に溢れているマッサージ法の科学的な根拠は皆無に等しいものでした。

私自身もそうした研究を始めるまで知らなかったのですが、当時のエステ業界の人たちは顔の組織の構造や血管、リンパ管の流れなどの解剖学の知識も理解もまったくないのに、根拠もなく「小顔マッサージ」「リンパマッサージ」などと称していたようです。その状態は現在もあまり変わっていないようです。

そこで、科学的、医学的根拠に基づいた理論的なマッサージ法を研究することにしました。それまでの一般的な解剖学においては、身体深部の動脈、静脈、リンパ管の解剖が主で、皮膚、皮下組織の構造を明確にしているものがなかったのですが、私たちは皮膚の基礎研究でそれらを明らかにしてきた実績があったので、エビデンスに基づいた新しいリンパマッサージ法を開発できたのです。

現在でも、エステなどではリフトアップとかいって、顔の下方から上方に皮膚を引きあげる施術を行っていると思います。ただしこれは単に願望のイメージにしか過ぎず、静脈やリンパの流れをよくして小顔にするには、それらを解剖生理学の理論にあった方法で上手に流し込むことが重要になってきます。

従来のマッサージでも、「血液が心臓に向かう流れに沿う」という捉え方はされていたようです。しかしそれは、皮膚静脈を二次元的な構造として考え、単に皮膚表面から心臓までの最短距離を漠然と捉えているだけでした。その道のプロに話を聞いても、医学的な見地に基づいた方法を取っているところは皆無だったのです。

巻末資料の212ページを見て下さい。実際の顔の静脈は皮膚の表面を二次元的に流れているわけではなく、皮膚の中で網目のように三次元的に走っています。一旦、下に下がってから横や上に向かったりして、アミダくじのように中枢へ向かっていきます。皮膚皮下組織の非常に薄い部分でも、静脈系は三次元的な構造をしています。静脈の流れは浅い層から段々に深層の静脈に合流していきますが、その際、常に心臓に向かっていくとは限らず、一旦、心臓から遠ざかり、また、その下の層で近づいていったりしながら大静脈に合流します。

リンパの流れも複雑です。こうした解剖学の所見をもとに、各部位の皮膚の状態や静脈やリンパの流れに応じたマッサージ法を考えて作ったのがヴィノフィスマッサージです。このヴィノフィスマッサージの施術前後のむくみ（浮腫）の解析をレーザー光線による三次元スキャナー装置で測定したところ、顔の等高線（高低を表す）でも、その効果がはっきりとわかることが立証されました。

外観障害患者の心に隠された影

手術が成功したと思っても、患者の社会復帰に繋がらないというケースに出会うようになって改めて感じたのは、外観障害を持つ人は外観のことですでに深い心の傷を負っているということです。たとえ、完全に外観の問題が解消したとしても、同じように心も治るわけではないのです。外観のことで「自分は人とは違う」と苦しんできた人やいわれのない差別を受けてきた患者の心の傷が治るには相当な時間がかかり、それなりのケアが必要であると感じました。

外観障害があったとしても、スポーツ万能だとか、成績がずば抜けて良かったなど、自分を肯定できるような経験を持っている場合は、社会への参加もしやすいかもしれません。

これに対し、あらゆる場面で自分を認めてもらえないまま生きてきて、自分を肯定できるような経験をしたことがなく、自己肯定感を持てない場合はパーソナリティ障害のように、精神医学的にも治療が必要になります。

人は承認欲求といって、人に認められることを望む生き物です。その望みが本人の努力とは関係のない外観のために阻害されるというのは、生きていく上で非常に大きなハンディキャップになるのだと思います。

たとえば、前述した頭蓋縫合早期癒合症という病気は、出産時、もしくは、生後間もない時点で頭蓋骨の継ぎ目が融合してしまうため、脳が発達しても頭蓋骨の大きさが変わらず、顔面や頭部の変形を発症したり、知的障害を誘発したりします。

中でも、クルーゾン、アペールと呼ばれる症候群は、脳の成長に対して頭蓋が狭くなるのと、頭蓋の変形が生じるだけではなく、顔面中央部の発育が悪く、眼球が突出し、下顎が突き出た、いかにも奇妙な顔つきになったりします。当然、人々の好奇の目にさらされることになり、就学に際しても大きな障害になります。

通常、頭蓋骨自体は十歳くらいでその成長を止めますが、顔の骨は女子で十五～十六歳、男子で十七～十八歳までは成長し続けます。従って、顔の骨格を変える手術を十六～十七歳以前に行うと、成長の過程で、また変形が再発することになります。

そのため、顔面骨の手術は成長するまで待って行うのが良いとする意見があります。しかし、顔の変形は五～六歳には顕著になってくるので、そうすると、幼稚園から高校卒業の頃までを奇異な顔で社会生活を送らねばならなります。

心理学的には早くも五～六才は自我の完成期でもあり、思春期から青年期は心の成長に重要な時期でもあるので、その間、何もしないで放置するという姿勢は私は支持できません。

いずれまた手術が必要になることはわかっているにせよ、その「今」のためにできることはしたいというのが、私の形成外科医としての姿勢でもありました。

だから、ある程度症状が目立ってきたら、そこで手術を行うというのが私の基本的な方針で、一応の目途は小学校入学前、中学校入学前、高校入学前としています。これらの手術時期は、あくまで医学的適応ではなく、社会的適応に基づいています。

もちろん、私に患者の本当の気持ちがわかるわけではありません。

ただ、私にもかつて「人と違う」と感じた経験があるので、そう感じることがどれだけ人の心を苦しめるのか、ある程度はわかるつもりでいます。

私の場合は、当時、障害だとわかる人はいませんでした。それでも、みんなとの違いを感じ、苦しむには十分でした。ですから、万人から明らかに異常だとわかる状態で、人との交流が大切な幼少時代や青春時代を過ごせというのは、とても酷な話ではないかと思うのです。

子どもの社会復帰に関して、特に学校の問題に関しては、行政や社会側の準備が必要だと感じています。昔に比べれば今は教育委員会なども一応動くため、外観傷害を持つ子どもたちも親も学校に行くためのレールは用意されています。けれども、学校に行っても、差別はいわゆる虐めと同じで表面化することは少なく、様々な理由からまたすぐに行かなくなってしまいます。受け入れる制度はあっても、人々の意識の方がそのような顕著な外観障害のある子どもを受け入れる態勢ができていないように感じています。

マイノリティへの差別と美的意識の追求

外観に障害があるということは一体どんな意味があるのでしょうか？　私は「外観に障害がある」ということは、「人とは違う、皆とは違う」ということをさらけ出して生活することだと捉えています。

そして、人は普通ではないもの、圧倒的に少数であるものに本能的に違和感を覚え、それに対して不安感を持つのではないかと思います。そのため、本人が意図していないにもかかわらず、外観障害者への差別感や拒絶感を持つのかもしれません。

そうなると美人というのは少数派で、違和感をもたれることになりますが、実は面白い研究（東大の原島博名誉教授による）があって、コンピューターで多数の女性の顔を合成するとおどろくほどの美人顔になります。つまり、美人顔は平均的であり、特別マイノリティではないということを示してします。美人は平均的であるがゆえ、安心して誰もが美しいと思えるのです。

怪我や病気も言ってみれば少数派であり、差別感を生むこともあるかもしれません。ただしその場合は、いつ、どこで自分がその立場にならないとも限らないため、嫌悪感よりは、むしろ同情心のほうが強くあらわれるように感じます。

それが皮膚病になると視覚的な要素が出てくるせいか、嫌悪感が少し強まるようです。さらに生まれつきの大きな異常、特に顔に大きなアザや腫瘍があったり、頭蓋縫合早期癒着症候群などの顕著な外観の異常になると、人から強く差別されることになります。

人は、「自分は絶対にその仲間に入ることがない」という安心感、安全地帯の中では、醜に対する嫌悪感を強く持ち、残酷に差別する傾向があるように思います。こと外観に関しては、こうした意識が強く働くのではないかと考えるようになりました。

大多数とは違うものに対して、本能的に警戒心を持ち、それが差別や侮蔑意識につながっていくように思います。これに加え、人が生得的に持ち合わせている美意識が、醜に対する嫌悪感を強めているのではないかと考えます。

外観に障害があるということは、このような状況下に生まれつく、もしくは、後天的に置かれるということです。どんなに苦しいことか想像がつくでしょうか？

また、外観の障害が他の障害と決定的に違うのは、外観の障害は「自覚症状」ではなく、殆んどが「他覚症状」であるという点です。

痛いとかしびれるなどの知覚の障害や、体が動かせない、歩けないなどの運動の障害の場合は自覚がありますが、多くの形の障害は、自分を見た他人の反応を通して、自分の障害を自覚していきます。もちろん、鏡などで自分を見て、他人との違いを知ることもあるでしょう。しかし、もし、誰とも接触せずに一人きりで生きているのであれば、自分の障害を自覚することもないかもしれないのです。

それがつまり、「形の障害は心の障害」と私が思っている所以です。

さらに心理学を勉強してみると、サリヴァンのように、精神の安定した成長には対人関係が最も重要であるとする意見や「人は他者に映った己を見ることによって、己を認識する」という考え方もあり、私の見方も間違えていないと思うようになりました。

外観の障害は心の傷害

形成外科の患者は大きく捉えて二種類に分けられると考えています。

一つは生まれつき形の障害を持って生まれてきた人たちです。彼らは生まれた時から差別の中で生きています。それは大変なことですが、こうした人たちは外観が変わると人生観が変わり、ポジティブに生きられるようになるケースが多い印象があります。手術がきっかけで新しい外観を得て、今まで知らなかった新しい自分に出会い、自信を持つことができるのです。失われていた対象としての自己を、手術をきっかけに獲得すると感じるのかもしれません。また正常であった外観を持ったことがないので、手術結果にはそれなりに満足する傾向がみられます。

二つ目は病気や怪我などで、ある日、突然外観に障害を持つことになった人たちです。彼らは差別とは無関係だった日常から一転し、いきなり差別される身になるため、心に受けるダメージは深くなります。その苦痛は大きく、フロイトのいう対象喪失から回復する「喪の仕事」も困難なものとなります。

その障害が何らかの病気の治療の結果であるなら、「命を救うためだから」という理由をつけて、心の折り合いをつけられるケースもあるでしょう。

しかし、それが事故の場合、そうなった自分の立場への理解も得難く、元の外観への固執も強烈で、そうなってしまうとたとえどんなに高いレベルの形成手術を受けたとしても、完全に元の状態に戻らない限り、満足することはありません。正常であった（美しかった）自分を知っているだけに、元と同じように復元できないと不満が残り、それを形成外科医のせいにし、逆恨みする場合もあります。

私は外観の障害は精神分析でいうところの「対象喪失」の概念で考えると理解しやすいのではないかと考えています。

対象喪失とは、心の外傷体験が癒えていく課程を示した概念です。フロイトは、「人はかけがえのないものを失った時、最初は失ったことを否定し、次に嘆き悲しみ、時には怒りを感じることもある。しかし、時間とともに元気になっていく」と唱えました。また、そうした、心が時間と共に整理され、喪失した事実を受け入れていくプロセスを「喪の作業（悲哀の仕事）」と呼びました。末期患者の心理的ケアに取り組んだアメリカの精神科医も、「人が自己の死を受け入れるまでにはいくつかの段階があり、時間と共に徐々に受け入れていく」と報告しています。

心の傷は深刻で、立ち直るのは簡単ではありません。また仮に、完全に外観が治せたとしても、それまでに受けた心の傷が即座に癒されることもないようです。

このように、外観の障害を持つ人たちの自覚症状が心の傷害であるとすれば、形成外科治療の目的は「外観を治療するだけではなく、心の傷を癒し、積極的な社会参加を促すことではないか」と、次第に強く実感するようになりました。

そこで、私は『医美心』における心の治療の部分は、同級生で醜形恐怖などを専門にしている友人の精神科医にお願いすることにし、自分でも勉強するようになりました。

精神科医への転身

たくさんの方々の協力を得て、十年もの間、活動を続けてきた『医美心研究会』ですが、徐々に課題も浮き彫りになってきました。特に美容化粧分野の方たちとは方向性の違いもハッキリしてきました。

もともと、『医美心』という概念は私が作り上げたもので、そこには「外観障害の患者を真に癒したい」という私の夢がありました。協力者たちは皆、その志に共感してくれた人たちばかりですが、思いの部分での温度差もありました。

さらに、私自身が心の部分に関して、自分でも学んでいかなければならないと感じ始めていました。それは人の心を知るということが医者としてばかりではなく、一人の人間として大きなテーマとなってきたからです。

心というものはよくわからないものです。人がなぜ、そう感じるのか。何に傷ついて、なぜ、なかなか立ち直れないのか。「精神医療や臨床心理では、心をどう捉えているのだろう」という関心を持ち始めたのです。

そこで、自分でも人の心を理解して、『医美心』のコンセプトをより本物にしようとの思いから、形成外科を辞め、精神科医となって、心というものを研究しようと決断をしました。

２０１０年に三十五年間も在籍した慶応義塾大学医学部形成外科を辞め、医学生時代にインターンでお世話になった群馬県高崎市にある精神病院に行くことにしました。その病院は精神療法を重んじた人間精神医学を掲げ、治療理念などが明確で信頼できそうな病院であったからです。

学生時代の最後の年を「精神科に行こうか、どうしようか」と悩みながら過ごした思い出深い場所だったので、形成外科医として人生の大半を過ごした後、今度は精神科医として勤務することに感慨深いものがありました。それは、心理学者ユングの言うところの自分が封印してきたものに対して自己実現を求めていたのかもしれません。

しかし、そこでは自分が思っていた以上に、学生時代に受けていた印象とは違ったものを発見することになりました。

精神科医に転身して驚いたことの一つに勤務時間があります。それまで、どこの病院でも二十四時間体制でやってきた私は、医長クラスの先生だけでなく、若い医師たちまでもが九時～五時の出勤時間を基本とできることに非常に驚きました。そんなことができるのは、日本の医療の世界では精神科だけだと思います。

基本的に時間に関してはずぼらな私です。研修医二年目で医者としての職務に目覚めてまともになり、一時期は早朝から医局に出ていたこともありましたが、まともになってからはあっという間にトップの一員として働くようになり、「自分が従」という制約から開放されたため、また時間には無頓着になっていました。

ところが、その病院ではまたフレッシュマンとして教わる立場になったのですから、先輩の医者たちが来た時にいない訳にもいきません。お陰で八時半から五時半までしっかり働く（病院にいる）癖がつき、規則正しい生活ができるようになりました。この習慣化は精神科医になって良かったことの一つだと思っています。

また、形成外科のことを外から冷静に見ることができたのも良かったと思います。離れてみてつくづく感じたのは、形成外科が他の科よりも単純で明確なものを持っていたということです。

例えば形成外科の場合、体の解剖学を熟知した上で、科学的なアプローチを考えていきます。ある患者の手術を行う際には、「この問題点があるなら、あの術式がいいだろう」「この状態ではAは難しいが、Bならいけるだろう」というような理由や根拠があって、初めて手術法が決まってきます。そして、手術の成否にしても、それなりの理由があります。つまり、因果律が通用する世界なのです。

それに対し、精神科というのは患者がなぜ精神を病んでいるのかもはっきりわかりません。それぞれの症例にあわせて薬は処方しますが、「この症状には比較的これが効く人が多い」くらいの判断で処方するしかないのです。

最近では脳科学の進歩もあり、脳の各部位の働きや、神経伝達の様相、神経伝達物質の働きなどが明らかにされ、薬の作用も科学的に解明されるようになりました。実際に、脳内の神経伝達物質を調整する薬で精神疾患が良くなるケースも増えています。けれど、病因がわかっていないため、「この病気にはこの薬を処方する」という根拠はなく、「どうもこれが効くようだ」という感じで対症的にしか処方できないのです。極端な話では、抗うつ薬が効いたから病気は実は「うつ」だったのだ、というような話がまかり通るのです。

この感想は、あくまでも自分が形成外科で行ってきたことと比べてという意味ですが、精神科はやはり「心」という曖昧でつかみにくい、明確な根拠のないものを扱っているのだと感じました。

また、精神医療の中でもっとも基本とされているのが、「患者を受け入れて話を聞く」と言うものです。さらには「患者に寄り添う」ことを信条としています。

自分としては、これが実に雲をつかむような感じがしました。ただ患者の傍にいて、患者の話を聞き、患者に寄り添っていればいい。そうした姿勢は、実は治せないから、「患者に親切であれ」という、まるで古代ギリシャのピポクラスの時代のような医の精神訓を言っているに過ぎないのではないかと勘ぐりたくもなり、また、もどかしさも感じ、自分の性格にあわないように感じるようになっていきました。

心の障害は分類できるか?

現在の日本の精神医学会はWHOが出しているICD―10（精神及び行動の障害の診断基準）や、アメリカの精神医学会が発表するDSMという精神疾患の診断統計マニュアルを取り入れています。このDSMは数年毎に改定されていきますが、その変更に対して日本の精神医学会は完全に受身で、文字通り追随しているようにみえます。その内容が180度変わってもその考えに大して異議を唱えるわけでもなく、そのまま受け入れるかのような体質があるようにみえます。たとえ、昨日まで彼らが反対のことを言っていたとしても、「今日からこちらが正しい考えです」と言えば、それに従うかのようにです。

例えば、「統合失調症」という症状に非常に良く似た「統合失調症類似疾患」という疾患群があります。それらの違いは、以前はどんな症状が出ているかによってさらにいくつかに分類されていました。「1と2と3の症状が見られるからAだ」とか、「いや、1と3だけだからBだ」と、患者の症状を診ながら鑑別診断するのが良いとされていたのです。

それが、２０１３年のＤＳＭ５になって、アメリカは一部の病名に関して、「これまでの分類には意味がなかった。ＡもＢもＣも本質は同じだ。病名も一つにしよう」と発表しました。

また、以前は双極性障害（躁うつ病）とうつ病は同じ気分障害というカテゴリに分類されていましたが、今回では全く別のものとして扱われています。

虹の色が順番にぼんやり変わってくるのと同じように、心の症状の境目は非常にファジー（曖昧）であるとし、今までは別々の名前がつけられていた病名に、今度はスペクトラム（区切ることのできない連続のもの）という名前をつけ、一つの病名にしたのです。その結

果、病統合失調症や発達障害などの類似した疾患の病名はすべて統合失調症スペクトラム障害、自閉症スペクトラム症になりました

実はそうした見解に近い考えは、私がその病院に入ってすぐに感じたことでした。

精神科に入って暫くして、症状を細かく分析することに時間をかけたあげく、治療も薬も殆んど変わらないことに疑問を持ち、「精神疾患はここからここまでが〇〇〇障害という病名をつけて分類することに意味はないのではないか?」「どんな症状でも効く薬が同じということは、症状の原因も一緒ということじゃないのか? すべて一つでいいのではないか?」というようなことを言ったところ、周りの先輩医たちに「経験もないくせに」と嫌味を言われたり、露骨に無視されたりもしました。

しかし、その後、アメリカの精神医学会が「精神疾患はスペクトラムだ」と言い出したら、素直にそれを受け入れるのです。私が「すべて元は同じで、スペクトラムの違いをみているだけではないか?」と言った時は誰も耳も貸そうとしなかったのに、権威が言えば反論もなく従うわけです。

同じようなことが症例検討会でもありました。各人が自分の意見を述べた後、もっとも経験のある、あるいは、権威のある人（例えば、院長や教授）が違う意見を言うと、反対意見

が出るでもなく、それが正解になるという具合です。

そうした精神医学の体質は自分が経験し、作り上げてきた形成外科の体質とは大きく違うものでした。形成外科は上下の区別なく、激論を闘わすことが常でしたし、権威のあるジャーナルの論文でも頭から信用しないという気概がありました。日本の形成外科学会がいくつかの分野では世界のオピニオンリーダー的な立場であるのに比べ、精神医学の体質はとても奇妙で卑屈にすら思え、残念な気がしました。

形成外科医時代、自分で納得しながら、新しいことにチャレンジしてきた私には、こうした精神科の体質になじめない部分がありました。そのため、「もっと主体的な精神医学を樹立できないものか」「自分なりに精神医学を見直していきたい」という思いを日々強くしていきました。

より確かな医療を求めてさらなる転身

人体、ことに生命の仕組みの本質に関しては殆んど未解明と言ってもよく、基本的に医学は不確かなものだと考えています。ただし、よくよく考えて見ると、その不確かなものの中でも、確かなこともあります。

例えば、形成外科の中で確かなもの、それは、組織は血液の循環によって生きるという事実です。組織は血液の流れによって生かされています。その血液の流れ方を明らかにすることによって、形成外科の皮弁の手術はより進歩し、確実な効果を生み出せるようになりました。形成外科は、組織の血行の形態と動態を研究し、明らかにすることによって進歩し、学問として成立してきたと言っても過言ではありません。

これに対し、頭蓋顔面外科には、実は確かなものはありませんでした。

私はテシエ先生が行っていた術式を更に発展させ、全頭蓋再建という手術を世界で初めて行い、一歩前進させました。私は「人間はここまでしか手を入れられないだろう」という古い概念を破り、常にブレイクスルーすることで、形成外科学の進歩に貢献してきたと思っています。

しかし、正直に言えば、いつも根拠となる明確な理論があったわけではなかったのです。例えば、全頭蓋再建術にしても、頭蓋縫合早期癒合をきたす原因、そのメカニズムは殆んどわかっていないから原因治療でもないし、それが絶対的に正しいという確信にたるものがあったわけでもありませんでした。「この術式を行っても大丈夫」という確信はありましたが、それも絶対といえる根拠はありませんでした。

根拠のない治療を習慣で行っていると、とんでもない間違いをし、患者に大きな負担を強いることには常に留意しなければなりません。

例えば、乳癌の手術ではかなり前から「乳房をすべて取り去らなければいけない根拠はあるのか」「いや、取る意味はない」と議論されていたのに、本当につい最近まで筋肉を含めて乳房をごっそり一緒に取り除いてしまう定型的乳房切断術が行われていました。それは、「ヨーロッパの偉い先生が書いた外科の教科書にそう書いてあるから」「今までそのように教わり、それでやってきたから」という理由で行っていたのです。

今は非定型的乳房切断術か乳房温存手術が一般的になっています。そういう意味では、根拠のない治療はある日、突然、１８０度変わる可能性があります。

精神科もこれと同じで、確かなものは何もなく、経験だけを頼りに精神薬をいくつも大量に処方し、ＥＣＴ（電気痙攣療法）を行っています。診断に関しても、何か変更する場合はアメリカが発表した方針の言いなりになるという体質で、「そんな曖昧なことでいいのか」という思いが湧いてきました。

しかし、よく考えてみると精神医学に限らず、今の医学の中で、確かなものは殆んどないのだと思えてきました。これまで確かなものにこだわってきましたが、医療全般からみればそんなものはないのに等しいのです、たまたま形成外科が「組織と血行という確固たるものを持っていた」にすぎないとわかったのです。

しかし、一方で、確かなものは解明されていないだけで、必ずあるはずだと私は考えました。やがて、「今の医学の中にはない、確かなものを見つけるためにはどうしたらいいだろう?」と考えるようになっていきました。特に生命と心の仕組みの神秘に迫りたいと思うようになりました。

普通に精神病院で精神科医をしていても、自分の探している答えは見えてこないだろうと感じ、「ならば、自分で確かなものを見つけよう」「見つからないにしても、探す旅に出てみよう」と決意し、病院を去ることを決めました。拘束される時間がもったいないと思ったのです。

それに、現在の日本の精神科医療の体質が自分にあわないと感じたのと、今の精神医療の延長には、自然科学としての精神医学の展望は見えないと思えたこと、また、現状の精神科医療のシステムが、患者を抱えれば抱えるほど福祉予算が廻ってきて、利益に結びつく仕組みになっていて、それに依存している精神科の医療経済の実態にも嫌気がさしたというのもあります。

「患者の心に寄り添え」「患者が主役」と言いながら、不都合な患者や空床ができるとベッドコントロールと称して常に病院の都合や利益が優先されるなど、建前と本音が違うことに居心地の悪さを感じ、２０１４年一月に勤務先の精神病院を退職することにしました。

第3章　新しい心の捉え方

量子と心の関係

新たな概念を求めて

精神医療を経験し、もっとも失望したことは、今の精神医学や精神医療を続けた先に、精神障害は治せるという展望が見えてこないことでした。

精神医療では解釈という言葉を使いますが、解釈というのは実験的に証明できないことを言いますから、解釈には科学的に正解はないことになります。その解釈を診断の基本にする今の精神医学からは、論理的に、科学的な正解が生まれないことになります。

確かに、身体の病気とは違って、心は数値化、定量化、客観化することができませんので、自然科学のやり方がうまく適応しない部分もあります。心の病気を科学的に捉え、治すことが難しいのは無理もないことかもしれません。

だからこそ、「心の問題を解くには、全く新しい方法論を使った精神医学が生まれなければならないだろう」というのが、私が出した結論でした。

それにもかかわらず、そのような視点で精神医学を変えようとする気概が、現在の精神医療、特に若い精神科医の中にもほとんど見えず、現実には旧態依然とした精神医学を踏襲しているのはとても歯がゆく思えました。

そこで、私は自分なりに心というものに迫ってみようと思いました。

「心は肉体とは別に存在し、死後も残る」という霊魂の考えは、洋の東西を問わず、古代より信じられてきたことです。また、「人間の心は何か？　どこにあるのか？」という疑問は、人類が心の存在に気がついて以来の伝統的で哲学的な未解決問題と言えるでしょう。

科学者が心の問題に関わるのは、キリスト教的な世界観の中ではタブーとされてきたため、科学がこの問題に関わるようになったのは近年のことです。その後、自然科学が実証主義で進歩してくると、「心はどこにあるのか、心は物なのか」という身体と心の関係が「心身問題」として問題になってきました。やがて、「心は脳にある」と考えることは、皆の認めるところとなり、この問題は「心脳問題」と言われるようになりました。そして今日まで最大の未解決問題として引き継がれています。

しかし、心が脳という物質にあるということならば、「物質とは何か」がはっきりしなければ心も見えてきません。この「物質とは何か」を極めようとしているのが量子論です。それに従い、心を量子論で見ようとする動きも当然出てきています。

現在の心脳問題はどこまで問題を解決しているのか。

それを量子論との関係の中で見ていきたいと思います、

心脳問題が教えてくれたこと

私たちの身体はタンパク質、分子、原子、さらには、量子、素粒子などの物質から成り立っています。しかし、物質は合成して作ることができますが、生命は作ることができないことから、心脳問題は「生命とは何か？」という、もう一つの大きな未解決の問題にも話が及んでゆくように思われます。

心の問題はギリシャ時代から、一元論、二元論の二つにわけて考えられ、形を変えつつ現在に至っております。心脳問題は、言いかえれば、人間にはモノと心の二つの要素があり、それがどうかかわっているかを問う問題でもあります。従って、①人間はモノである、②人間は心である、③人間はモノと心である、④人間はモノであり、心でもある、という四つの答えに集約されます。

二元論は、人間にはモノ（物質、身体）の要素と心の要素があり、心は物質の側から解明しつくせないし、物質も心の側からは解明しつくせないとする、「心」と「身体」を別のものとみなす考えで、肉体から離脱した「霊魂」を認める有史以来のものです。それは、中世までは宗教的な理念とも両立してきましたが、自然科学の進歩の中で実証主義が強まってくると、キリスト教的世界と融和した二元論の根拠が必要になってきました。

哲学者デカルトは徹底した懐疑主義から「われ思うゆえに我あり」と唱え、「考えている自分の存在（身体）」と「自分が考えている事実（心）」は二つにわけられるとして、心身二元論をうまく説明しました。

さらにデカルトは「心は脳と異なり、物質的実態のないものである」と考え、古来から生命の根源とされてきた気息（ティモス）（呼吸＝生命力そのもの）の考えを延長させ、「気息は脳の松果体に宿り、全身をめぐり、脳の松果体を通して、心と体がつながって作用しあうという「相互作用説」を述べました。

デカルトがなぜ、松果体を持ち出したかというと、「心は脳の真ん中にあるはずだ」という先入観があり、当時の解剖学の理解では脳の中心に一つだけあったのが松果体であったという理解からきているようです。しかし、松果体は物質としての脳の一部であり、気息がどうやって心を生み出しているかという合理的な説明はなされていません。

これは、心があるのは、脳の中に小人が居て、いろいろ働くからだというものの、今度は小人の脳と心の問題はどうなるかと、問題が循環され無限に繰り返す「ホムンクルス問題」と基本的に変わらないことになります。

二元論に関しては様々な説が唱えられています。

スピノザは心と身体は完全に独立し、作用しあうことはないという「平行説」を述べています。

オーストラリアの哲学者チャーマーズは、まず物理的な脳の活動があって、その活動に心が付随しているという「随伴説」を述べていますが、心と脳の関係性メカニズムについては説明していません。

チャーマーズは「哲学的ゾンビの話」という思考実験で一元論の還元主義を否定していることで有名で、それは、『見た目が人間なのに心を持たない存在（哲学的ゾンビ）がいたとしたら、還元主義は「こころを持つ存在（私達）」と区別つきますか？ 出来ないでしょ？』というものですが、心と脳の関係性については、近代科学がもたらした物質の法則の他に、精神の法則があるのではないかというにとどまっています。

「抑制性シナプス電位」の発見でノーベル賞を受賞した脳科学者エックルスは、最新の脳科学に基づく「心脳相互作用説」を提唱していますが、彼は、自由意思（自我）が脳とは別に独立して存在し、脳の補足運動野に働きかけることでニューロンの活動が生まれ、自発的な運動が起きるとしています。独立した自我がどのように補足運動野のニューロンに働きかけるかについては、カオスの揺らぎ理論という最先端のシステム論で説明しています。自我は大脳のプログラマーであるとし、補足運動野が脳と自我を連絡する「連絡脳」であるということで、つまるところ、デカルトの松果体の相互作用説に似た説となっています。多くの脳科学者は賛成していませんが、少数ながら支持者もいます。

ここでいう自由意思の意味するところは、ニュートン力学ではすべてが予測可能で予定調和であるため、自由意志は存在しえないことから、心は量子力学で説明しなければならないことを物語っており、大変興味深いものです。

一方、一元論はヒポクラテスが「心は脳の営み」と提唱したことに始まります。プラトンもそれを支持しましたが、アリストテレスがプラトンを否定したことや、キリスト教の影響で、一元論は広まることはありませんでした。

近代になると、二元論を支えてきた心理学の行動主義が終りを告げ、神経科学の発展が「心は脳の活動である」とする一元論の勢いを強めることになりました。

さらに自然科学の発達は、「この世のものはすべて物質でできているのだから、脳の物質を究明すれば心もわかるはずである」という還元論的唯物論といわれる考えをもたらしました。

神経細胞の集団の営む過程が心の働きであり、集団全体の持つ状態が精神状態を示すとし、脳神経細胞の発火（脳神経細胞は興奮すると活動電位を発生し、それはまるで発火しているように光ることがわかっている。脳はこの脳神経細胞の発火によって情報を伝達している）によって心が生まれるのであって、心も物質に還元されるという還元論的唯物論が生まれました。

しかし、神経細胞と神経伝達物質の作用がどんなにわかっても、それが心であるという説明には至っていません。

一元論に近い考え方に心脳同一説があります。心と脳は同じものであり、同じものが心に見えたり、脳に見えたりするという考えです。

解剖学者の養老猛司は唯脳論の中で「心は脳の構造が可能にする機能である。つまり、脳は構造であり、心は機能である」として、「構造と機能は同じものについての異なる見方に過ぎない」と言っています。ちょうど量子物理学で「光がある時は波であったり、ある時は粒子である」というのにも似ていますが、量子を説明した量子論のような概念は心脳問題ではまだ見つかっていません。私はこの考えには基本的に賛成です。抽象的ですが、解決の可能性を感じています。

現在では、自然科学的なアプローチである還元論的唯物論（精神や心などの根底に物質があるという考え）の研究者が多く、「クオリアの概念」を日本に広めた脳科学者の茂木健一郎も、「脳の中の分子は物理法則によって動いている。脳に意識が宿ることによって、分子の動きが変わることはないし、人間には本当には自由意思はない」と言っています。（クオリアとは外部からの刺激が脳に伝達された結果、何らかの質感が経験されること）。さらに茂木は、「ニューロン（脳神経細胞）の発火が心を支えており、一つのニューロンの発火の様式を決めるのはニューロン同士の結合のパターンである」としています。

哲学者の大森荘蔵は「『無脳論の可能性』で脳がなくとも心はありうる」とし、「重ね描き」という理論で心と脳の関係を説明しています。

心脳問題を解くには、全く新しい技術や方法論を使った科学が生まれなければならないだろうと言われますが、今、可能性のひとつとして「暗黙知と創発の概念」が言われています。創発とは「カオス理論」や「複雑系」といった学問領域で使われる概念で、「たくさんの『部分』が相互作用することで、『全体』としての新しい作用が生まれる現象』のことで、全体の性質は部分の性質の集合だけでは決まらないとも言うことができます。脳を構成する一つ一つの神経細胞の振る舞いの知識を組み合わせるだけでは心は説明できず、単純な振る舞い（部分）が複雑に組織化され、心（全体）が創発されると考えるわけです。暗黙知とは、ヒラメクときに身体の中におきるプロセスや活動、メカニズムのことで、「部分に注目したら、いつの間にか全体が見えてしまう」というような構造と説明し、「部分から全体へ」創発が起きる時に働く力のことをいいます。

この概念を用いて哲学者ブンゲは創発的一元論を提唱しています。これはブンゲが意識・心を脳の特殊なプロセスとして考え展開した理論であり、「心・意識は一個のニューロンに還元出来ず、システムとしてのニューロン群が活動しプロセスを進行することによって心・意識が形成される」とするものです。

そこでは異なる脳の部位で分散的に処理された情報がどのように統合されるかという問題が生じ、それは「結合問題」、あるいは「統合問題」と呼ばれ、脳科学の重要課題になっています。

現代の脳科学者は、多くはこの創発的一元論の立場に立って研究しています。ある心の動きが一個のニューロンや単一の脳部位で実現される、還元されるとはほとんど誰も考えていません。むしろある心の動きは、多数のニューロン群や脳部位が形成する「階層的並列システム」の働きによって形成されると考えています。

一時期流行った「おばあさんニューロン」などという、認識を単独で担うニューロンの存在は今は信じられてはいず、創発的一元論が主要な立場になっています。

ところで、脳科学者が自らの研究を〝意識や自我〟という心理精神医学的な表現に立ち入ることは殆どありませんでした。しかし最近は、脳科学の進歩から、哲学、精神医学、心理学の出口の見得ない方向性を正す意味からも、脳科学者の発言が始まったように見えます。

ダマシオは『デカルトの誤り』の中でデカルト流の二元論を正面から批判し、ＤＮＡの二重螺旋構造でワトソンとともにノーベル賞を受賞したクリックは、その後、脳科学に転じてから、意識のサーチライト仮説など多くの独創的仮説を述べ，著書「驚異の仮説」の中で「意識とは多数のニューロンの集まりと、それに関する分子の働き以上の何ものでもない」と表明しています。

現代の脳科学者の心脳問題におけるコンセンサスは、「意識も自我も他の心の働きもプロセスであり、脳の働きもまたプロセスである」とし、脳内プロセスはニューロンやその集団（セルアセンブリ）のダイナミクス（相互作用やそれによる動的変化）をベースにした様々なプロセスである、というところにあるようです。

そして、脳の本質的理解には、ハードウエアとしての神経生理解剖学的な理解に加えて、（目的、理由を問う）計算論的なアプローチが必至であるとも言われるようになっています。こうした還元論的唯物論を支える理論の一つが量子論です。

量子力学が成立したごく初期の頃から、一部の物理学者たちは量子力学と意識は関連しているかもしれないと感じていました。

次に量子論を簡単に説明し、心とのつながりを見てみようと思います。

量子論が明らかにした真実

最近何かと話題の再生医学は、生きた細胞、組織を作りだしますが、それが集まると、はたして宇宙が生んだ生命と同じものになりうるのか？　また再生された人間、脳には心が宿るのかは、大きな興味があるところです。

心脳問題を考える時、「物質とは何か？」を、まず知らなければなりません。それを明らかにするのが量子論です。

量子論はノーベル物理学賞の分野で今世紀に入ってから日本人が相次いで受賞したので、比較的なじみのある言葉ですが、それが何であるかは案外理解されていないように思います。量子論は物質ばかりでなく、心にも関係するという見解も、最先端の自然科学者、量子物理学者からも出されています。それを理解するには量子論の概略を理解することは避けては通れませんので、ここでざっくりと説明したいと思います。

私はもちろん量子力学には門外漢ですので、数式を用いた物理学としては理解はしておりませんし、上手に要約してお話しすることはできませんので、文章の出典は主として佐藤勝彦氏の『量子論がみるみるわかる本』（ＰＨＰ出版）と竹内薫氏の『よくわかる最新量子論の基本と仕組み』（秀和システム）という本からの要約、抜粋であることを初めにお断りしておきます。

まず量子とは何でしょう？

私たちの身体や地球上に存在するあらゆるもの、宇宙の星や銀河も、すべての物質は百種類ほどの原子（元素）からできています。そして原子は中心にある原子核（陽子、中性子、中間子という微粒子が複数集まってできている）と、その周囲を回る電子から出来ていることは百年ほど前に明らかにされました。

その後、陽子、中性子を固く結びつけている、電子との中間の大きさの中間子の存在が明らかになりました。中間子を予言したのが湯川秀樹博士です。後にそれが実証され、博士はノーベル賞を受賞しました。

その後、中間子より小さな単位の素粒子の存在が明らかになりました。

さらにその素粒子もクォークという、もっと小さな構造物の組み合わせでできていることが今では明らかにされています。

素粒子はナノの単位（10億分の1メートル）の物質で、ミクロの世界と言われます。このミクロの世界は、従来の古典物理学で説明されるマクロの世界とは別で、ミクロの世界独自の物理法則によって支配されると説明されており、その法則を量子論と言います。その法則を数式で表したのが量子物理学です。

素粒子にはクォークと呼ばれる六つの種類があり、そのクォークもさらに小さな「ひも」が様々な方向に振動することで作られているという「超ひも理論」が現在ではもっとも有力になっています。

また、量子とは、アインシュタインが「光も粒子である」とし、光のエネルギーの単位を光量子としたように、エネルギーの小さな単位のことを言います。

つまり、量子は素粒子のように小さくてエネルギーの最小単位が判別できる小さな塊の総称だということです。電子も陽子も原子も素粒子も分子もすべて量子であり、素粒子のクォークも量子なのです。

ミクロの世界の住人である量子は奇妙な振る舞いをします。

この振る舞いを明らかにした量子論の歴史は、物事が革新的に進歩するときの思考の働き、心脳問題の所でお話しした「暗黙知と創発の概念」をよく表していて興味深いものです。

そこで、量子論の発達の大まかな流れを示したいと思います。

十九世紀から二十世紀にかけて、人類は究極の微粒子と考えていた原子がさらに分割できること、すなわち原子の中に電子が含まれることがわかってきました。そこで原子の内部構造に関心が集まり、「トムソンの原子モデル」というものが出来ました。

これは丁度スイカのように、赤い身がプラスの電気を帯び、種が電子に相当するようなイメージのものでした。

ラザフォードは、実験的に原子の中心部にプラスの電気を持つ重い粒子（原子核）が存在し、その周囲を電子が回っているという太陽系に似た「ラザフォードの原子モデル」を提唱しました。

実は、日本の物理学者の長岡半太郎もラザフォードのモデルに似た土星型原子モデルをトムソンより早く発表していたのですが、国内外で評価されませんでした。

しかし、ラザフォードの原子モデルには致命的な欠陥がありました。それは、当時の電磁気学でも、電気を帯びた粒子が回転運動すると電磁波（光）を発生し、粒子は運動エネルギーが減弱することが分かっていたので、電子はすぐにエネルギーを失って、原子核に引き寄せられ、原子は構造を保てないとするものでした。

そこでこの難題を解決したのがアインシュタインに匹敵する二十世紀最高の天才物理学者といわれるボーアでした。ボーアは友人が教えてくれたバルマー系列にヒントを得て、一気にこの難題を解決し、「ボーアの原子モデル」を完成しました。

ここに二つのヒントがあります。

バルマー系列はスイスの中学校の実験好きの数学教師が、真空放電させた水素が四つの線スペクトルを描き、その四つの光の波長の間にある規則性がある事を見つけて、数列にしたものです。

その数列を見たボーアはラザフォードの原子模型にそれをあてはめ、それが成立する為にはいくつかの条件を満たす必要があるとして、ボーアの量子条件を提案しました。その条件は理屈抜きのもので、「とにかく、その様に決まっているんだよ」と開き直るような都合のいい話でした。これらの条件はプランクのエネルギー量子仮説や、アインシュタインの光量子仮説を土台にしたもので、それにバルマー系列を組み合わせて、三つ以上のものを作り上げたのです。まさに暗黙知から創発に繋がったのです。

この理屈抜きのボーア条件に理屈を与え、解決したのがフランスの貴公子ド・ブロイでした。「光が波であり粒子である」ならば、「電子も粒子でありながら波であってもいいのではないか」と逆転の発想をし、その電子の波長の整数倍が電子の軌道の周径であれば、波は干渉されず電子は軌道にとどまることが出来、ボーアの量子条件を満たすことが出来るという、大胆な仮説でした。

ボーアの大胆不敵な発想を、理論的に解決したのもド・ブロイの大胆な逆転の発想でした。

ここにも単なる還元主義では出てこない創発が見られます。ド・ブロイは物質はすべて波動としての性質を持つとして、「物質波」の概念を創りました。

物質波の概念に強い興味を持ち、物質波の伝わり方を計算する方程式を作ったのがシュレディンガーで、この方程式を解けば、物質がどんな形の波になっていて、その波が時間の経過とともにどのように伝わって行くか計算が出来ます。これが現在でも量子力学の基本的な理論になっていて「シュレディンガーの波動方程式」と呼ばれています。

しかし、この物質波のシュレディンガー方程式が、虚数を含むことから、「この物質波とは一体何か」ということで、天下を二分するような大論争が展開されます。

一方で、電子が波であることはいくつかの実験で証明されたのです。

音波や光などの波動方程式は実数だけでできているので、波の高さ（振幅）は実数で示され実在するのか、しないのかが問題になったのです。

それでは虚数を含む電子の波は実在しないのか。あるとしたのは実在派と言われるアインシュタイン、シュレディンガー、ド・ブロイであり、電子は実在するのだから波動の実在が言えないのは波動関数が不十分な式だからだとしました。

ボルンはシュレディンガーの関数が示しているは、神様が振るサイコロのように、偶然性によって決まる電子の存在する位置の確率であるとしました。これを受けてボーアたちは「我々が電子を観察すると、電子の波は一点に収縮する」。そして「見ていないときだけ、電子は波のように広がっているのだ」としました。電子の波が広がっている時は、電子はある場所にいる状態と別の場所にいる状態が重なっていると考えました。そのどちらかにいるのだが、見るまではどちらにいるかは分からないが、見たとたんに波は収縮して電子はある点に発見されるというのです。

その場所はサイコロの目のように、確率的に偶然の要素で決まるとし、「波の収縮」と「波動関数の確率解釈」を二本柱として、私達の見る前の電子と、見た後の電子の様子を解釈すればすべてが丸く収まる、というのがボーアたちの考えで、コペンハーゲン解釈と呼ばれるものです。

理論による計算値が実験データと合って実証できれば、その過程はどうでも良いではないかとするもので、実証派とも呼ばれ、ボーア、ボルン、ハイゼルベルグ達がそのメンバーです。

ハイゼルベルグはシュレディンガーの方程式と同じ意味の事を行列の数式で示し、これを持って、「不確定性原理」としました。これは電子の位置と運動量は、両方とも正確には測定できないとするもので、電子は衛星の軌道のように決まったルートを回るのではなく、ドーナッツの輪のような電子雲と呼ばれる輪の中のどこかに存在するとしました。従って量子の軌道という概念を否定するものでした。

アインシュタインはコペンハーゲン解釈に納得せず、「神様はサイコロを好まない」という有名なセリフとともに、ＥＰＲパラドックスという思考実験で反論しました。シュレディンガーも物理学は決定論であり、電子の波は実在するとして、シュレディンガーの猫という思考実験を行い反論しました。

ＥＰＲパラドックスは粒子のスピンが保存されるには、情報が光の速度を越えて伝達される必要が生じるから、自然の摂理である相対性理論に反しておかしいとするものでしたが、アスペは量子テレポーション（瞬間移動）の存在を実験的に明らかにし、ベルの不等式が成り立たないことでＥＰＲパラドックスは成立しない事を明らかにしました。

天才アインシュタインはここでは一敗地にまみえたのです。

シュレディンガーの猫とは次のような思考実験です。

密閉された一つの箱の中に放射性物質と、それが核分裂を起こすと毒ガスが発生する装置と猫を入れておきます。コペンハーゲン解釈に従うと、量子である放射性物質の核分裂は、それが起きたかどうかは観察者が見るまで分からないことになるので、猫は死んだ状態と生きている状態が重ね合わさった状態になり、それは不自然ではないか、とするものです。

当のシュレディンガーは「量子力学に関わったことは生涯の後悔であった」と言い、その後、生命科学に転じ、今や生命科学のバイブルとなった『生命とは何か？』という名著を著しました。

しかし、また逆転が起きます。

フォン・ノイマン（現在のコンピュータを作った人）はシュレディンガーの波動方程式では波動が一点に収縮しない事を証明します。

となるとコペンハーゲン解釈も成り立たないことになるので、コペンハーゲン解釈によらずに量子が波であり粒子である動きを説明する必要が出てきます。

そこで、にわかに多世界解釈（パラレルワールド）が有力視されるようになりました。

多世界解釈とは、重ね合わせの状態を、その数だけの世界があるとみなすものです。シュレディンガーの猫で例えれば、観察者が観察した時、死んだ状態の猫を観察する観察者がいる世界と、生きている猫を観察する観察者がいる世界に世界が分裂してしまい、それらの枝分かれした二つの世界は互いにその存在を知ることは出来ないとするものです。枝分かれする世界は、量子が存在する可能性のある場所の数だけあるとします。

ここでは半死半生の猫の存在とか、波の収縮がいつ起きたとか、ミクロとマクロの境界がどうのというような問題は一切発生せず、パラドックスはどこにも見当たらないのです。

しかし、このパラレルワールドという概念は、「宇宙は一つ、世界は一つ、私も一人」という私達の常識的感覚からあまりに乖離しているために多世界解釈を取る科学者は少数派にとどまっています。ちなみに宇宙インフレーション説を世界で初めて提唱した佐藤膳彦はこの説に肩入れをしているようです。

本来、解釈というものは実験的に証明されないものなので、解釈には正解はなく、結局どの立場をとるかというだけの事で、どちらが正しいということではないのです。

量子論は次の事実を明らかにしています。

①光は波動性と粒子性を持っている。

②電子（量子）も波動性と粒子性を、持っている。
③一つの電子は複数の場所に同時に存在できる。（重ね合わせ、電子の状態の共存性）
④電子の波は観測すると瞬間に一点に縮む。（電子の波束の収縮性、瞬間移動、共時性）
⑤電子の状態は曖昧である。（電子の不確定性原理）

そして量子論は、次の三つのパラドックスを示しています。

①ミクロの世界では、ニュートンの法則には従わない。なぜなら、マクロの世界では物体の運動は連続するが、ミクロの世界では電子の運動は連続しないから。
②ミクロの世界では、観測者の意識が観測対象に変化を与え、観測対象そのものを変化させたり，創造したりするが、マクロの世界では観測者の意識が観測対象に変化を与えることはない。
③ミクロの世界は確率の世界で、すべてが確率的に決まる。つまりマクロの世界の因果律はミクロの世界では全く通用しないことになる。

さて、このような量子論から、私たちは次のようなことを学ぶことができます。

①不確定性原理から、確かなことは何もなく、自然はすべて曖昧で非決定的であるということ。アインシュタインは「月は私達が見たからそこにあるのであり、見ていないときはそこにはいないことになる」と言ったが、これを量子論的に言えば、「自然は観測によって初めて状態が決まるものであり、誰にも見られていない時は何も決まっていない」ことを示している。

②量子論では電子は様々な場所に広がって存在する波の性格と、一カ所に存在する粒子の性格を同時に持っていることを明らかにしている。このように相いれない二つの事物が互いに補い合って一つの事物や世界を形成しているとする考え方を相補性という。不確定性原理が示す「位置を決めると運動量が決まらず、運動量を決めると位置が決まらない」も相補性であり、これは中国の陰陽思想に似ており、またユング心理学が示すタイプ論、意識—無意識、ペルソナ—アニマ、アニムスなどの相補性に通じるものがあり、心のシステムと量子論の構造に親和性（調和性、融合性）があると言える。

③近代科学は、物と心、自然と人間など対象と観察者をわける二元論だったが、量子論は

観察対象と観測するものが一体関係にあるとし、自然観を二元論から一元論に移行する役割を果たした。

④量子論は量子のテレポーション（瞬間移動）の成立を明らかにしたことは、意識が脳神経細胞の重層、並列的な同期発火によって生じるとする最近の心脳問題や脳科学の知見や、ユングのシンクロシニティ（意味のある偶然の一致、共時性）に親和性があり、心の成り立ちが量子論で解明される可能性を示した。

⑤単純な因果律、線型システムではなく複雑系、非線形的なメカニズムでこころが成立するであろうとする創発主義心脳論は、決定論的因果律を否定した量子論に親和性がある。

以上のことから、心の仕組みが量子論に多くの親和性を持つことが明らかになったと思います。

つまり、万物や宇宙で起きる出来事は、すべて潜在的に存在していて、人間が観察しない限り決して実在しない。言いかえれば、人間が万物の創造者とも言えるのです。これは、私たちが意識を変えることで宇宙を変えるということでもあり、私たちの意識は自身の波動関数を収縮させることで変わるということもできるでしょう。

「宇宙は人間の心によってのみ存在する」（物理学者・ジョン・ホイラー）、「宇宙は人間の心の化身（結晶化）である」（哲学者・ヒューストン・スミス）という言葉にもあるように、人間こそは森羅万象を決定する存在である、ということになります。

これから、量子論的唯我論ともいうべき一元論が導かれるのです。

量子論こそは、従来の「物の世界の学問領域」を越えて、心の世界の学問領域にまで踏み込んだ「物心一元論」の真に創造的な学問ということができると思います。

最近、日本の物理学者山田廣成は、ミクロとマクロの世界を統合した量子論が、量子論の未解決の解釈問題を解く方法論と提言唱しました。それは、電子をはじめ、万物に意思があるとした山田独自の自然感としての「対活原理」で森羅万象を説明するものですが、量子論が内包する矛盾を解消してみせ、新しい思想として大変興味深いものです。

心は波動である——「精神波」の概念

心脳問題における現在の主流である還元論的唯物論では、心にはニューロンが関与するとされ、ニューロンが直列的に信号を伝播し作動するのではなく、オーケストラがシンフォニーを奏でるように、ニューロンが並列，重層的に発火し、共振するのではないかという仮説があります。そこには量子論の共時性（量子テレポーション）の概念が適応されるというのは説得力のあるところです。

そして、心と量子論に親和性があるとなると、量子論が証明してきた物質の波動性は心にもあっても良いのではないかというのが私の直観です。

物理学者のド・ブロイは電子のような物質粒子が波としての性質を持ち、あらゆる物質には波動性があるとして、その波の性質を「物質波」と名付け、量子論の基礎を築きました。そこで私は、心にも波としての性質があり、物質波に対比して「精神波」の概念を提唱したいと思います。また、物質波のうちで身体にかかわるものを「身体波」と呼ぶことにします。

私がなぜ、こうしたことを考えたのか。

ここからは「心が波動性を持っているのではないか？」と思うことになったいくつかの傍証を見ていくことにしましょう。

Ⅰ．量子論とユング心理学の類似性

自然界の二大理論として、「相対性理論」と「量子論」がありますが、相対性理論は時間や空間という「自然界の舞台」としての理論、量子論はその舞台に立つ電子などの「自然界の役者」としての理論と言えます。

この量子論がかかわらない物理学を古典物理学といい、ニュートン物理学、電磁理論、相対性理論が含まれます。

古典物理学はラプラスの悪魔（知性とも呼べる架空の超越的な存在の概念）に代表されるように「因果論的決定論」ですが、量子論は非決定論であり、ニュートンの「モノの世界観」を「コトの世界観」に変えたと言えます。量子論は従来の概念からは素直に了解しがたい概念を含むものですが、つまるところ量子論のキーワードは次のように、二つに要約されます。

①ミクロの世界では光や電子など量子的物質は、「粒子の性質」と「波の性質」を持っている。（波と粒子の二面性）

②ミクロの世界では一つのものが同時に複数の場所に存在できる。（状態の共存性）

状態とは、物理学的には位置やスピンのことを言います。

これらの相反する性質が相補って存在し機能することを、ボーアは「相補性」という概念で説明しています。

また量子論では、量子同士が超光速信号で繋がっていることを思わせる非局所性（因果律では説明できない）は避けがたいものとなり、瞬間移動の存在（量子テレポーション）、共時性を立証（アスペの実験）しています。

ユング心理学は、意識、無意識の間や、思考、感情、感覚、直観の４つの心理機能の間に相補性があり、心のバランスを保っていることを強調し、また心の働きに関しては、意味のある偶然の一致 meaningful coincidence や共時性 synchronisity（シンクロニシティ）の概念でテレポーション（遠隔作用、瞬間移動、虫の知らせ）の実在性を述べています。

これら相補性と、共時性、共存性の概念における量子論とユング心理学の類似性から、心の作用と量子の振る舞いには共通性があり、したがって、量子の持つ性質が心にも共通するものとの推測が成り立ちます。

Ⅱ．心の量子論――ペンローズの考え

理論物理学者であるスティーブン・ホーキングと共に「特異点定理」を証明した世紀の天才数理物理学者ロジャー・ペンローズは「意識は必ず物質的な基礎を持つ」という還元論的唯物論の立場に立っています。彼は現在の量子力学では、マクロの説明は全くできないということは、何か根本的な欠陥があるのではないかとの考えから、量子力学を越えた「万物の理論」としてアインシュタインの重力論を量子論と融合した量子重力論の必要性を主張し、それをツイスター理論（１９６０年代後半に提唱された数学の理論の一つ）で説明しようとしています。

ペンローズのいう意識は、意味の理解から生ずる非計算的なものであり、ロボットのように計算的なシステムで動くものは、意味の理解ができないから意識が生ずることはないといいます。

また、生存のためには、意識は機能的な役割を果たすと考えています。

意識は部分の寄せ集めではなく、一種の大局的な機能的な能力であり、自分がおかれている全体的な状況を瞬時に考慮し、判断できることから、量子力学が関係すると考えています。

そして、意識の作用は量子重力的な効果、すなわち波動関数の自己収縮（客観的な波動関数の収縮）で説明できるとしています。

具体的にはニューロンのマイクロチューブル（細胞骨格を形成する微小管）で、量子学的な重ね合わせが形成され、コヒーレント状態（干渉可能な状態）が保たれると意識が生まれ、量子重力理論で与えられるエネルギーの閾値に達すると波動関数の自己収縮が連続して起き、意識の流れが生まれるとしています。

マイクロチューブリンのコヒーレントに重ね合わされた量子力学的な状態はまさしく波動を示すものであり、波動関数の自己収縮が自己組織化し、オーケストラのように調整され、意識に関連しているという意見は、少なくとも意識に波動的性質があるということ意味していると言えると私は考えています。

Ⅲ．心を生むニューロンは波動である

心脳問題のところで述べたように、現在では、心はニューロンの何らかの働きによって生まれるというのが、多くの見解の一致するところです。

またニューロンは細胞であり、物質であるから分子の格子(こうし)間振動があり、波動性（物質

波）があることになります。

また、階層構造理論で細胞を見ると心臓の鼓動や肺呼吸のリズム運動が細胞膜から細胞内へのカルシウムイオンの流入の周期性（リズム）を生ずるとされることより、細胞の一種であるニューロンには波動性が存在することになります。

そのニューロンから生まれるとされる心に波動性があるとするのは、むしろ自然な解釈ではないかと考えます。

Ⅳ．神経活動の同期と意識の結合問題

意識の第二のレベルである気づき（視覚、聴覚、嗅覚などの感覚）は、脳の異なる複数の部位で処理された情報を一つに結合して認識するとされています。その仕組みは、神経活動が同期した時に情報が束ねられて意識が生じるという理論で説明され、実験的にも視覚系や嗅覚系において確認されています。これは意識が同期によって生じるとしていることを意味し、すなわち意識が波動であることを示しています。

Ｖ．単細胞の振動の意味すること

粘菌はアメーバ様運動をする巨大な単細胞ですが、高等動物の脳の働きに類似する高度な情報活動を行っているとされます。この秘密は、リズム性と形状変化にあります。

原形質は振動する代謝反応に起因するリズムを示し、それに従って細胞は多数の振動子が結合したネットワークを形成します。形状変化は振動子間の結合状態を変えます。

このように粘菌は、脳でのシナプス結合の変化に相当することを時々刻々と行い、細胞全体にわたる動的パターン形成をもとにして情報判断や行動制御を行っているといいます。（上田哲男・中垣俊之共著『細胞に心はあるか。脳と心のバイオフィジックス』〈共立出版社刊〉より抜粋）

これは細胞心理学の可能性を展望する論文の要約ですが、原生生物においても、意識が振動に関連する可能性を示しています。また、細胞の振動子が結合し、全体系の集団ダイナミクスが情報処理や計算の基礎になっていることの示唆は、現在、脳の活動が神経回路網のダイナミクス（ニューロンシナプスの可塑性の問題）として理解されつつあることと関連していて興味深いものです。

Ⅵ．身体における同期現象に心が影響する

心拍の力強い超多数回の運動は、心筋細胞一つのリズムが同期して細胞塊の集団リズムに変わり、大きな心拍動になることで実現しています。これは自然界に見られるミクロリズムを集め、マクロリズムにまとめあげようとする自然界の力です。

リズム振動は波動であり、心拍のリズム振動は神経系、内分泌系、免疫系の伝達物質の影響を受けますが、それと同時に心の影響も受けます。心も波動であるが故、心拍リズムに同期するためと考えることはできます。

Ⅶ．中村雄二郎の汎リズム論

哲学者中村雄二郎は、自然、宇宙のあらゆる物理現象から、生命現象はリズム振動が基礎であり、音楽の感動も、リズム体である音楽が、同じくリズム体である生命体に共振作用によって身体に働きかけるためであり、単に知的、精神的なものではないと述べています。

広く絵画などの芸術に対する感動も、根源はリズム振動の共振であるという「汎リズム論」を唱えており、心、意識は波動であるとしています。（『表現する生命』〈青土社〉中村雄二郎著、『共振する世界』〈青土社〉中村雄二郎著）

ここでは、身体、精神が振動体であることを前提においています。

Ⅷ．精神症状と量子論の類似性

以下にあげた幾つかの精神症状は量子論の現象に類似性があり、意識が量子論で表現されている現象なのかもしれません。

①自我漏洩とトンネル効果

電磁波は障害物を透過する性質があり、可視光はガラスを透過するし、携帯の電波も壁を透します。量子も波の性質があるため、あらゆる物質は、理論的には壁をすり抜けることが出来ることになります。

原子核は通常、「強い核力」により陽子、中性子が強固につながり、また周辺をエネルギーの障壁で守られているので崩壊することはありませんが、原子核のアルファ崩壊はアルファ粒子がトンネル効果でエネルギーの壁をすり抜けることで起きるとされています。その理論から、壁にボールを投げていると、いつかボールが壁を通り抜ける可能性があるとされます。

エネルギーと時間の不確定性関係では、ごく短時間であれば、障壁を越えるだけの大きなエネルギーを得ることが出来るため、ボールが障壁をすり抜けたように見えるわけです。

自我は原子核に例えることが出来るかと思います。自我は自我境界で守られ、統一性が保たれていますが、しかし、自我も境界が脆弱化すると、自我が漏洩し、作為体験、考想吹入、考想奪取など思考障害の症状を呈します（幻覚、妄想も関係するかもしれません）。

電磁波、量子の波動性がトンネル効果をもたらすように、自我漏洩もトンネル効果の一種と見れば、心に波動的な性質があると捉えることは出来るのではないでしょうか。

②多重人格と多重世界解釈

ＩＣＤ−10（疾病及び関連保険問題の国際統計分類。死因や疾病の国際的な統計基準）では多重人格障害、ＤＳＭ４（アメリカの精神医学会が作成した精神疾患の診断と統計のためのマニュアル，１９９４）では解離性同一性障害と呼ばれる、二つ以上の別個の人格が同一個体に存在し、ある時点ではその一つだけが明らかになる病態がありますが、これは量子論のコペンハーゲン解釈の「多様性が一つに収縮し、他は瞬時に消滅する」という矛盾を、「多様性の数だけ多世界が存在するが、そのうちの一つだけを認識する」と解釈することで、矛盾を解消する多世界解釈に通じるものであるようにも思えます。

多世界解釈では、多世界の各々に自我は存在し得ますが、複数の世界を行き来することはできず、一つの世界を認識すれば、他の世界を認識することはできないとされます。これに対し、多重人格は複数の世界を往き来しますが、多世界という状態の奇妙な一致があります。

③「力動」「相補性」と「量子的なからみあい」

フロイトは無意識という概念を作り、それは常に意識と相互に密接に関係性を持っているとしました。ユングも内向、外交的態度や思考、感情、感覚、直観の四つの心理機能の主機能、劣等機能の関係において、意識の態度が一面的になると、それを相補う働きが無意識内に存在することを強調しています。

量子論においては、量子はある関係性においてはペアになることがあるとされ、その関係は空間的に距離が離れても無関係にはなれないとされています。

例えば、「シングレット」という特殊なペアの場合、量子1と量子2のどちらかが「上向き」の回転軸を持っていると、もう片方は、必ず「下向き」の回転軸を持っています。観測する前は、量子1も量子2も具体的な回転軸の状態は決まっておらず、決まっているのは

「『互いの回転軸の方向が反対だ』ということだけである」というような関係を、量子1と2は「量子的なからみあい」の状態にあるといいます。

このからみあいの関係は、意識無意識の力動関係、相補性に通じるところがあります。

Ⅸ．ＤＳＭ５の見解から

２０１４年にアメリカの精神医学会が発表したＤＳＭ５では、それまでのＤＳＭ３、ＤＳＭ４における診断可能な症状の項目を集めたカテゴリー診断学的な考えを改め、統合失調症、広汎性発達障害カテゴリーには、類似周辺疾患として独立した障害名が外され、統合失調症スペクトラム障害、自閉症スペクトラム症と名づけして、一つのスペクトラム（連続体）として扱うようになりました。

スペクトラムとはもともと「混ざり合ったものを分けて並べたもの」という意味であり、いくつかの波長の電磁波が集合（干渉）していた光をプリズムで屈折させ分散させると、明確な境界が無い連続性のある波長帯を描くということが光が波動であることを示す現象をいうことから、スペクトラムと解釈できる精神症状も波動的性質を持つとの意味合いを含んでいることになります。

ＤＳＭでは、現段階では精神障害のすべてが一つのスペクトラムであるとはされていませんが、単一精神病の概念の方向性に向かっているように見受けられます。これは心が波動であるという仮説、解釈の傍証になるものと考えています。

以上述べた各事項は、心、意識、精神に波動的な性質があることを含んでいたり、示唆するものです。それらが集まったとしても、「心が波動である」ということを実証するものとは言えないかもしれませんが、そう仮説を立てると心の理解が容易になり、また、それによる矛盾を生じません。これまでに心に波動性があるということを示す包括的な言葉がなかったことから、「精神波」という表現を考えたものです。

霊性と心

生きる強さを持たない子どもたち

話は少し戻ります。私は形成外科医時代、自分の外観に悩み、心を閉ざしてしまった子供達をたくさん見てきました。そうした子どもたちは、「自分は生きている価値がない」「自分は生きていてはいけない」とさえ、思う子もいました。

これは手術が奏功して、外観が大分良くなっても変わらないこともありました。手術を担当した医者として、そうした姿を見るのは本当にやりきれないものがありました。

そこまで心を病んでしまうと、今度は手首を切るなどの自傷行為が始まったりします。そうした姿を見ていて、私は彼らに共通して、「自分を肯定することができない」「自分を愛することができない」「生きる強さが足りない」ように感じていました。

その後、精神科に移り、患者と関わりながら、「人の心とは何だろう?」と考えていた頃、ある言葉が気になり始めました。

それは霊性という言葉です。

霊性とは英語でスピリチュアリティ（spirituality）のことで、この言葉は昨今、メディアなどの様々な場面で取り上げられます。ただし、そのほとんどが、透視、予知、バイロケーション（一人の人間が同時に複数の場所で目撃される現象）などの心霊現象や超能力に関するもので、精神との関係で語られることはあまりありませんでした。

しかし、霊性とは、その人の精神的傾向や崇高さを示す言葉だと私は考えています。「心とは何か?」と模索していた私は、霊性という言葉に出会い、「人には霊性というものがあるらしい、あるいはどこかで関係するらしい。もしかしたら、それが患者の心に影響を与えているのではないか」と思い始めたのです。

形成外科医時代の患者であった子どもたちに、生きる強さを感じられなかったのはこの霊性が弱いか、もしくは、霊性が自分の中でうまく育っていなかったからではないか。育ってきた過程で本来持っていたはずの霊性が薄らいでしまったり、もしくは、うまく機能しなくなったのではないかと考えました。「生きたい」と思うことは生命の根元的な部分なのに、本人の意思とは関係なく、そうした生命の根元的な部分を強く持てないでいるのかもしれないとも感じました。

霊性とはつかみどころのない概念です。私も自分なりに考えましたが、出てきた結論は、「霊性とは、『生きることを自明なこととして、受け止められる自己肯定感、生得的である生きる価値、意味を体感できる、真善美に対する感動や崇敬、生きる根源的な前提となる尊厳性、自尊心の保持、良心、哀れみの心』など、自我を形成するメカニズムとは別の、それを超越したものではないか」というものでした。

生きる意味の捉え方が変わると、生き方そのものも変わっていきます。それはアドラーが「ライフスタイル」として、コフートが「組織化原則」として述べていることに通じるものでもあります。

心について、また「精神と物質」、「生命、自然と宇宙」について考える時、同時に霊性について考えることは、人にとって非常に大きな問題ではないかと思い始めたのです。

物質である脳や身体の各機能が非物質の心と影響しあっていることは明らかですが、その交信のメカニズムについてはまったく不明で、仮説すら立っていません。私はそこに介入するものが霊性という概念ではないかと推察しています。霊性が、心と身体の媒体になっているのではないかという仮説です。

国際的にも注目されている霊性という概念

私がそう思い始めたのは、人類の健康促進のための国際機関WHO（世界保健機関）が健康の定義に「霊性」を入れようとしたことがあったことにも関係します。

それ以前のWHO憲章の健康の定義は、「健康とは、単に病気や虚弱ではないということではなく、身体的、精神的ならびに社会的にも、完全に良好な状態にあることをいう」（公益社団法人　日本WHO協会HP参照）というものでした。さらにそれを「身体的、精神的、霊的ならびに社会的」とする提案が1999年、WHO総会に出されたのですが、異論が出て合意には至りませんでした。

しかし、定義に入れようとするくらいですから、「霊性というものがあり、人の健康に影響を与えている」という認識が国際的にあるのだと感じました。

私はそこで、「世の中には説明のつかない法則性がある。その法則は人の心の揺るぎなさを含め、自然の摂理と絶対的なつながりがあるのではないか。それがつまり、霊性と関係があるのではないか」と思ったのです。

そうした見解に至ったのは、精神科に転科して二年目頃です。心を知るために量子論を勉強している最中で、量子論が示した森羅万象の曖昧さ不確実性に対する素朴な疑問からでした。本当に宇宙に生起する森羅万象はすべてあいまいででたらめであるのかと考え始めたのです。

心理学、哲学と同じように、精神医学も一部に指摘はあるものの、これまで霊性という領域を扱ってはきませんでした。私はこの霊性の領域を精神の全体像に含めて考えないと、心というものの説明は十分につかず、心の障害の解決方法も見えてこないような気がしたのです。

霊性と心の状態をあわせて考えた時、初めて心と体の関係も全部説明がつくのではないか。そして、霊性は単に心の上位にあるだけではなく、物質としての身体と非物質としての心が交信をする媒体としての役割を果たしているのではないか。生命、社会、自然、宇宙に至る万物万象を統合する超越した力、摂理と関係しているのではないかと捉えると、心や身体の健康状態やその他生命や宇宙との関わりの問題も説明できるのではないかと考えたのです。

そして、万物や心が波動であるとするならば、霊性波も存在するに違いなく、心の存在する「場」が霊性と関係し、霊性波の干渉性が媒体としての性質に関係するのではないかと考えるようになりました。

ここでいう場は、空間そのものが何らかの作用（物理的、心理的）を持ち、そこに現象を生じさせると考えらえる時、その空間のことを言います。

第4章 「大いなる計らい」としての超越的存在

――自律統合性と自律統合性機能

これまでの世界観を覆した量子論

歴史を振り返ると、古くから人類は、生命や宇宙の誕生を始め、自分たちの知恵や思考では説明できないことは神の力によるものとしてきました。

ところが哲学から自然科学が生まれ、ニュートンの物理学（古典物理学）が完成すると、すべてのものには因果関係があり、人類に予測出来ないことは何もなく、自然は意のままに操作できるかのような過信が生じました。

やがて、十九世紀末頃から自然科学の研究が一気に進歩し、物理学者プランクのエネルギー量子仮説、理論物理学者アインシュタインの光量子仮説が出現し、その後、量子論に進展するとミクロの世界はすべてがあいまいで不確実とする不確定性原理が確立しました。

そして、二十世紀になると、生体のマクロな世界にも生の根源的なところでは偶然性が支配する事実が明らかとなり、決定論的、因果律的な世界観は崩れ、同時に、すべては曖昧で不確実とする量子論的な世界観が生まれたのです。

分子生物学においては、生物の自己を決定づける免疫の仕組みは、造血幹細胞から未熟リンパ球を経て、免疫細胞であるＢ細胞、Ｔ細胞が生成される過程が全くの偶然性によることを示し、また、Ｂ細胞、Ｔ細胞の抗体、受容体タンパクがＤＮＡの切り貼りという偶然性による遺伝子の再編成によって作られることを明らかにしました。

脳科学では、脳ができる時に一つひとつの脳細胞がどのように結合するか、どの脳細胞がどの脳細胞と結合できるのか、どの脳細胞が結合できずに死んでしまうのかは全くの偶然によって決まるということを明らかにしました。

つまり、身体的「自己」を決める免疫細胞と、精神的「自己」を決める脳細胞が同じような偶然性に依拠するアポトーシス（細胞のプログラム自然死）の仕組みで出来ているのです。

霊性と自律統合性ＡＩ・自立統合性機能ＡＩＦの概念

しかし、量子の世界ではすべてが曖昧で不確かであると立証されても、生命から自然界までを含む実態のすべては、量子論が示すように曖昧で不確実、無秩序なものでしょうか？

例えば、地球の自転、公転は極めて正確なもので、それによって地球上のすべての生命は維持されています。自然はフラクタル現象（自己相似性に近い概念）や階層構造、バイオミミクリー（生物模倣）に見られるように信じがたいほど精緻にできています。

私たちの社会も争いは絶えないものの、基本的には何かしらの秩序に守られているように思います。人の身体も自律的に恒常性（生体の内部や環境因子の変化にかかわらず、生体の状態が一定に保たれるという性質）を保っています。

私は人間の存在を含めた電子から宇宙まで、ミクロからマクロまでの世界は、量子論の示した曖昧さ、不確実性だけではなく、「摂理」とでも言うべき何か超越的な「計らいの力」によって差配され、万物、万象は統合されているのではないかと考えるようになりました。

その一方で、精神には生きる意味や価値を迷うことなく受け入れ、真善美を貴び、生きる基盤となる自尊心や尊厳を持てるなど、自我の働きを超越したメタシステムとしての領域があると考えるようになり、それが霊性、いわゆる、スピリチュアリティと表現されるものではないか思うようになりました。

３章でも述べた通り、霊性とは、自分が存在することを自明なこととして受けとめられる自己肯定感や、生得的な生きる意味、価値を体感できること、尊厳の保持、真善美への崇敬、感動など生の根源的な意義を見出す働きのことと私は考えています。この霊性が弱まると、人の生きる力も弱まり、心理学者アドラーのいうライフスタイル（各人の自己認識や世界観の総体のようなもの）や心理学者ストロロウの組織化原則（自分の主観的世界で体験を組織化する原則）を変容することにもなり、人の自然観、世界観にも大きな影響を及ぼすと考えられます。

そして、霊性にも物や心と同じように波動性があるとして、それを霊性波と呼ぶことにしたのです。

さらに私は、前述したような超越的な力、無機物から有機物まで、あらゆる存在、万物万象の世界（精神、生命、身体、社会、自然、宇宙）の営みに規律を与え、調整を図る根元的原理（摂理）があり、この根源的原理は霊性とつながっているのではないかと考えました。

私はその大いなる計らいとしての超越的な根源的原理が個の内的世界から宇宙全体へとつ

ながり、その原理が中心軸をなし、万物万象の規律性として機能しているのではないかと思いつき、それを自律統合性（Autonomous Integrity）ＡＩと言う概念で示すことにしました。

さらに、その自律統合性が身体や精神、霊性に作用する機能的役割を自律統合性機能（Autonomous Integrity Function）ＡＩＦとし、身体、心、霊性の健康を維持し、かつ向上性を図るものとして位置づけました。従って、心身の健康を失うと、霊性の弱体化を招き、生存の基底を襲い、精神を不安定にさせ、前向きでなくなり、積極性のある生活が困難になります。

「宇宙には、宇宙全体を統合している機能なるものが存在し、その存在が人間の身体と心と霊性につながっている」という発想に戸惑う方もいるかもしれません。

しかし、宇宙の規則正しい動きや自然界の秩序ある規則性などを見れば、実際には確認できずとも宇宙にはすべてのバランスを取っている「何か」があることは想像できるのではないかと思います。

宇宙には摂理があり、自然界にも奇跡のような精緻な規則性が見られます。太陽が東から上がるのも（自転）、地球が正確に一年かけて太陽の周りを一周する（公転）のも、昔はすべて神のなせるワザとしてきたわけです。

しかし、量子論が出てくると、結局はマクロの世界を含めて自然や世界はすべてが曖昧で不確実とする自然観で捉えられるようになりました。そうなると、神の仕事だとされていた秩序を司るものを説明するものがまた必要になります。

私はそれを説明できるものとして自律統合性ＡＩ、自立統合性機能ＡＩＦの概念を考えてみました。

ＡＩＦと健康

ＡＩＦと人の健康との関係をみていきましょう。

人の身体的健康においては内分泌系、免疫系、神経系（脳、自律神経系）の三者がバランスをとることで基本的に維持されますが、三者は相互に影響を与え合い、かつ、そこに心（精神活動）も各系に影響を与えるので、心を加えた四者が複雑系システムで機能していると思われます。

四者とＡＩＦの作用は、四者の単なる積み重ねではない非線形的な現象であり、つまり、各要素の総和としての作用が生ずるというより、全体の目的性を持った働きが先行的にあり、それに合わせて各要素が働くというような、ユングの言う非因果的連結原理、すなわちシンクロニシティ（非因果的同時生起）で作用、機能するものと想定しています。

各要素は相互に影響しあい、それが結果に変化を与え、その結果が再び要素に影響を与え返し、変化した要素は相互に影響しあって、再び結果に影響を及ぼすという連鎖を繰り返していく複雑系のシステムとなっていると考えます。

私は神経系、内分泌系、免疫系のこの三つの要素に心を加えた四つの要素（系）が全体としてバランスが取れている状態が健康であると考えました。

そして、どれか一つでも調子を崩すと、全体としてのバランスが崩れ、病気になります。しかしそうならないよう四つの要素がＡＩＦを軸として相互に作用して、バランスが崩れないよう支えあっていると想定しています。私はこれを巻頭本扉裏と巻末資料の213ページに示す正四面体の構造で表しました。

身体の三つの要素と心で作り出す正四面体をＡＩＦが中心軸になるように貫いて、身体波、精神波、霊性波と一体になって共振することで、健康状態を維持していると捉えます。私は、これをＡＩＦモデルと呼ぶことにします。

私のこの健康モデルで新しいのは、神経系、内分泌系、免疫系と心の四面体で健康を維持する機能であるという発想です。あくまでも心は四面体の機能の一部を構成しており、三つの系と心が相互に影響しあいつつ自律統合性機能ＡＩＦで統合され、その結果が再び各系に影響を与え、それがまたＡＩＦに影響するという非線形の複雑系システムをとるというところにあります。

神経系、内分泌系、免疫系の働きはホルモン、サイトカイン、神経伝達物質などを介したモノの世界の作用ですが、非物質である心との相互作用はどのようになされるのかと考えた時、私は物質と非物質の間に介在し交信する役割を果たすのが霊性と呼ばれる、物質にも非物質にも属さないものではないかと想像するようになりました。

身体と心、霊性とＡＩＦ間の相互作用は、心は霊性という場に存在し、身体波、精神波、霊性波の波動によって交信されていると想定しました。当然、ＡＩＦにも波動性があり、四つの波動がリズミカルに共振した状態が健康状態と考えます。

ＡＩＦの役割は全体の波動が共振しリズム振動する基調となり、他の波動が乱れれば、それを復調する優位性のある機能を持つものであるとします。もし一つの波動でも乱れれば、全体の共振状態が失調し、健康を損なうことになりますが、ＡＩＦの機能が上手く働けば、乱れた波動は復調しリズム共振も復活し健康状態が回復します。

身体波の乱れが強く、ＡＩＦで復調できないとなれば、基本的に身体性の障害に、精神波の失調であれば心の障害になりますが、心・身・霊性の波動はコヒーレント（干渉可能な状態）で連動し、全体のバランスで健康は形成されるので、心身霊性の全体が少なからず失調することになります。私のＡＩＦモデルではこのような図式で心身相関、心身霊一体の病態像を説明します。

このＡＩＦを軸とした心・身・霊性が一体となった健康維持の概念は、古くは古代中国の邪気を抑えるために正気を補うとする「扶正（ふせい）」の考えに通じるものであり、西洋ではヒポクラテス医学の自然治癒、ローマ帝国時代の医学者ガレノスの自然（治癒）力に始まり、近代の生理学者ベルナール、キャノンの恒常性機能ホメオスーシス、昨今では疾病抵抗力、別名レジリエンスといわれるものにつながる概念です。

私のＡＩＦモデル理論では、病気はＡＩＦが何らかの原因で上手く機能しないことで（それは身体的、精神的、霊性的な要因が先行しても起こりえます）、心・身・霊性の波動の共振状態が損なわれることで起きると説明できることから、これらの波動理論で病態を総括的に捉える統合医学的な考えがあってもいいのではないかと思っています。（巻頭本扉裏と巻末資料213ページ参照）

心と免疫の関係

人の身体は神経系、内分泌系、免疫系で調整され生を維持しています。それらは相互に影響しあって全体のバランスをとっていますが、心（精神活動）もそれらに大きく関与することはすでに述べました。

心は神経系、内分泌系、免疫系に影響を与え、またそれらからも影響を受けますが、なかでも免疫系が最も心と関連性が深いようです。ストレスやうつをはじめ、心に障害があると免疫力が落ち、免疫力が落ちると心の障害を招きやすいとする動物実験や多くの臨床報告があります。

免疫系は自己と非自己を区別し、非自己を攻撃する原始的な身体の防護システムとして自律的なシステムと考えられていましたが、近年の脳と免疫系を中心とした生体防御機構に焦点を当てて研究する精神免疫学は、免疫系は決して自律的なシステムではなく脳の支配を受けていることを明らかにしました。

ストレスによって生体は様々な反応を示す事をキャノンは交感神経神経・副腎髄質系のメカニズムで「闘争か逃走」の生理的現象を明らかにし、セリエは神経内分泌系のメカニズムで恒常性の維持機能として明らかにしましたが、両者ともがストレスには身体の外から加わる侵襲の他に激しい感情の変化（情動）によるストレスがあることを言っています。情動によって生じる生体の恒常性のゆがみが、様々な組織や臓器の障害となって現れるという現象は、精神免疫学が登場する前は心身症として研究されてきました。

心身症とは「身体症状を主症状とするが、その診断、治療に心理的因子についての配慮が特に重要な意味を持つ病態」と定義されますが、心身症の聖なる七つの疾患とされる代表的な疾患（気管支喘息、慢性関節リウマチ、潰瘍性大腸炎など）のうち、実に五つは免疫が関与している病気であり、このことから病気が心と免疫に密接に関係していることを物語っています。

ストレスを感じている時は風邪やインフルエンザにかかりやすい（免疫力が下がる）というエビデンスはありますし、ストレスの内容が自分で回避できないような強いものほど免疫力は抑制されるという報告もあります。

「笑や快情動」は免疫力を高め、愛やアイデンディティや自信などを失う、いわゆる「対象喪失」では免疫力は抑制されることが知られています。

ガンにかかりやすい性格や気質があることから気質が免疫に関係すること、うつ病が免疫と深い関係があることも良く知られています。

風邪やインフルエンザでうつ病が発症しやすく、また悪化しやすい事実や、Ｃ型肝炎治療薬のインターフェロンでうつが出やすいこと、そのインターフェロンがうつの原因とされるアドレナリン、セロトニンという神経伝達物質に作用するサイトカインであることが証明されたことで、うつと免疫の関係は、より確かなものになりました。

神経系はドーパミン、セロトニンなどの神経伝達物質によって心に作用します。ドーパミンの分泌が上がれば幻覚妄想を来たすと言いますし、セロトニンの分泌が少なくなれば鬱状態になるといわれています。また脳血管障害とうつ病、認知症との関係はよく知られています。

脳、神経系と心が密接な関係があることは最近の脳科学の進歩でますます明らかになってきていますが、肝心の神経伝達物質が心を変化させるメカニズムについては全く不明で、解明決の目途すら立っていません。

内分泌系はホルモンの分泌にかかわります。ホルモンの分泌に異常をきたすと、代謝に異常を来し、症状性精神症を来たします。代表的なものに甲状腺機能亢進によるそう状態、副腎皮質疾患クッシング諸侯群によるうつ状態などがあります。

この様に心は身体と生物生理学的にも深い関係があります。心と免疫が深い関係にあることが意味することは、免疫系が心の治療に有用な手段になりうるということを意味します。

私のＡＩＦモデル理論では、神経系、内分泌系、神経系（脳、自律神経）と心が正四面体構造を成し、霊性を経てＡＩＦとつながり、統合され、平衡を保ちながら健康状態を維持するものです。ですから、ＡＩＦが健康の要になりますが、免疫系のサイトカインは心ばかりでなく、脳や内分泌系に向けての作用もあることから、免疫系が四面体の中ではＡＩＦに対する影響が相対的に強いことになります。従って、免疫系を強化するのが最も効果的な心身の健康維持になり、身体のみならず心の障害の治療にもなるものと考えられます。

ＡＩＦと心

それでは、自律統合性機能ＡＩＦは心の仕組みとどのように関わるかみてみましょう。

フロイトの心の局所論（意識、前意識、無意識）、心の構造論（エス、自我、超自我）のなかで、自我は意識に、エスは無意識に存在すると場所が固定されているわけではなく、自我もエスも無意識から意識までを動き回るとしています。エスは超自我の牽制を受けますが、同時に自我の防衛機制の一つに出会い影響を受け、また別の機制で調整されます。

人が上手く生きていくには、そのように心の全体の機能を総合的にうまく働かせ、コントロールする機能が必要となると思われますが、フロイトはそれについては言及しませんでした。私はそれをコントロールする機能が自律統合性機能ＡＩＦで説明できるのではないかと考えています。

ＡＩＦモデル図に示すように、ＡＩＦは意識、無意識を含めた心の中心を貫いており、精神波、霊性波のリズム振動を調整します。身体的、精神的な障害は、自律統合性機能ＡＩＦが何らかの原因で調整能力を失い、うまく機能しないことによって起きるのではないでしょうか。

もし、そうであるなら、障害の様態を量子論やＡＩＦモデルで説明し、それらの予防と治療につなげていくことができないものかと考えるようになりました。

《自我におけるＡＩＦの働き》

それでは自我領域におけるＡＩＦの働きはどうでしょうか？

自我領域では、ＡＩＦは自我の発達過程に関与し、正常な発達を促す（コントロールする）機能でもあるのではないかと私は捉えています。

具体的には、①フロイトの自我心理学の発達論、②マーラの分離―個体化の発達、③スターンの自己感、④メラニークラインの対象関係の発達、⑤カーンバーグの人格構造形成，等で説明される自我発達の正常な発達を促すのがＡＩＦの役割と考えます。完成された自我においては、次のような働きをすると想定しています。

①自我機能，機制は単発ではなく、同時多発的に働くので、それらの相互関係を調整して総合的にバランス良く働くようにＡＩＦは作用する。防衛機能と適応機能の連動作用を調整し、エスとエゴ領域の調整を図り、昇華を実現させる。ＡＩＦの機能が十分に働かないと、神経症やＰＴＳＤになりやすくなる。

②ＡＩＦは自我のエネルギー配分を調整し（葛藤エネルギーの逆備給を減らし自律エネルギーの備給を増やす）、自我を強固にし、柔軟性を与え、同時に自我の「自律機能」を高め、エスが昇華されやすいように導く。つまりＡＩＦは人が社会に向かって向上的に生産的に成長しようとするように仕向ける。

③ＡＩＦは、タテマエの自分（偽りの自己　false self）とホンネの自分（真の自己　true self）をうまく使い分け、それにより自我は防衛機制を上手く使うことが出来るように

なる。

④ＡＩＦは、自我を二次的心理過程（reality principle）と一次的心理過程（pleasure principle）の間で退行、進展、振動の様式で移動させ、自我の機能を調節する。病的な退行もあるが、健康的に退行（自我のための退行）すると、創造的自我を形成する。その過程にＡＩＦは関与する。ＡＩＦがうまく機能すると創造的発想、行為が豊かになる。

⑤統合機能は、自分を自分という一まとめにしておく自我の機能とされるが、それは他の自我機能を束ねるメタ機能であり、それを他の自我機能と並列的に置くより、上位機能としてのＡＩＦが直接的に関与している機能とした方が理解しやすい。

また、それぞれの領域におけるＡＩＦの働きについては、次のように想定します。

《超自我におけるＡＩＦの働き》

超自我➡自己規制➡自我理想への進展を促すようにＡＩＦは機能する。理想に自分を照らし合わせて行動させる機能である。

ＡＩＦがうまく機能しないと超自我が弱く、反社会性パーソナリティ障害になりやすい。

《エス領域におけるＡＩＦの働き》

エスとは、リビドー（エロス）、アグレッション（タナトス）のカオスだけではなく、それにまつわる記憶、感情、願望など意識化してはいけないモノ、意識化出来ないモノ、意識化したくないモノ，しないでいるモノが抑圧されて無意識下に置かれているものを言うが（ユングの個人的無意識）、ＡＩＦは、エスを中和化（自我化）し、エスからの防衛を昇華に導くための手助けをする。

《自己領域におけるＡＩＦの働き》

ユング心理学の自己領域におけるＡＩＦの作用は、ユングの言うところの、心の一般的態度の、「内向―外向」や四つの心理機能、「思考―感情、直観―感覚」などの心の「相補性」の働きを強化させ、心のバランスを図るように働く。また、ユングの言う「個性化、自己実現」に向けて全体的に働く。

ＡＩＦは「霊性」「自律機能」に特に関係が強い。心の力動的な動きに対しては調整的に働くが、それ以前の生の根源、生きる営みの根源に関わるような精神作用においては、生き易さ、生きづらさを演出する。

ＡＩＦと恒常性とレジリエンス

ベルナール、キャノンの提唱した恒常性ホメオスターシスは生命維持、生存のために、体液のＰＨ、酸素分圧、体温、体内の水分、電解質、浸透圧、糖などの内部環境の恒常性を維持する機能の意味であるのに対して、レジリエンスは主に精神医学から出てきた言葉ですが、病気にかかりにくい心身の抵抗性、弾力性や病気からの回復力を合わせた概念で疾病抵抗性と言われているものです。

私のＡＩＦモデル理論では身体波、精神波、霊性波がＡＩＦと共振することで健康が維持され、一つの波動が失調してもＡＩＦがリズムの復調を促すことで恒常性は保たれると説明するものですから、恒常性ホメオスターシスもレジリエンスもＡＩＦが担うことになり、同じメカニズムになります。

このＡＩＦがリードする共振リズムのバランスはさまざまな理由で狂うと考えられます。

例えば、非常に強い精神的ストレスがかかれば、精神波の波動が乱れリズムが狂い、それはＡＩＦに波及し軸がぶれ、身体波、精神波、霊性波の三つの波動の共振リズムが取れなくなり、バランスが失われて精神的、身体的、霊性的にも障害が生ずると考えます。

しかし、ＡＩＦの軸がしっかりしていれば、バランスは大きく崩れることはありません。すぐに立て直し、リズミカルな共振状態に戻すことで健康は回復します。心にストレスが溜まっても、ＡＩＦがしっかりしていれば、バランスを失わずにいられるというわけです。共振リズムを失調しなければ健康は保て、失調すれば心身に何かしらの症状が出て病気になるという理解です。

これは、恒常性が働くという意味でもありレジリエンスが強いともいえます。

現在の医学では、身体的には恒常性ホメオスターシスとして、精神的にはレジリエンスとして、それぞれ別の機能として捉えられていると考えられますが、ＡＩＦモデルでは、身体と心を切り離して考えることはできませんから、二つは同じ根を持つ一つの機能が顔を変えたものと考えています。

身体と心、霊性は相互に影響しあいながら、ＡＩＦとも相互に作用し合うというのが私のＡＩＦモデル理論の根幹になっています。

決定権を持たないＡＩＦ

ここで、ＡＩＦに関して、「すべての事象をより良い方向、普遍性のある方向にコントロールし、導くように常に働くのだろうか」「ＡＩＦははたして万能の神、万能の理論のような決定論的な存在になりえるものなのだろうか」という疑問も湧いてきます。

量子論が生まれると、古典物理学は理論の限界を示し、決定論的な因果律は崩れ、確かなものの存在は夢の泡と消えてしまいました。

しかし私は、原子核と電子の構造や光速やプランク定数などの量子論が示す普遍性、ニュートン物理学が立証する宇宙の惑星の動きの神秘的な正確性や自然が示すフラクタル現象、階層構造やバイオミミクリーが教える超越的な自然現象の合理的経済性などから、万物万象には単なる偶然性を超えた、ニュートン物理学の前提となった神にも似た何か超越的な存在の差配を信じざるを得なかったのです。

そこで、量子論の自然観を補うものとして霊性、さらに自律統合性という概念を設け、自律統合性機能というダイナミズムで万物の相互作用を説明したいと思いました。

従って、自律統合性という自然観は量子論から逸脱するものではなく、その範囲内で捉えられうるものでなければならないと考えています。

世の中や社会はカオスでありますが、それでもどこかに秩序があり、正義があり、歴史を俯瞰すれば、スパイラルを描きながらも向上性があるようにも思えます。もしも、ＡＩＦが世の中を「これが正しくて、これが美しい」という方向に常に導いてしまったら、それは決定論になってしまい量子論的自然観と相容れないことになります。

しかし、実際には世の中はそうなってはいません。世界では戦争もホロコーストも繰り返し起きてきましたし、驚くような凶悪犯罪も起ります。テロによる極悪無比な殺人も場所を変えては繰り返されています。まるで神の存在など信じられないかのようです。

アルフレッド・アドラーも「世の中は決まった方向に行くとは限らない」と言っています。これはある意味では量子論的な見方です。

決定論がいうように、あらゆることには因果があり、未来永劫にすべてが決まっているとするならば、人間には何も判断し決定する余地はないことになり、決定できる意思は神のみが持つことになります。万物には自由意思は存在しないことになり、自由意思を認めるなら、それは非決定論的な自然観が必要となります。

人間に自由意志がないとすれば、人は生きる意味を失ってしまいますから、ＡＩＦは非決定論的である必要があります。そう考えると、ＡＩＦには万物の調整を図り平衡をもたらす機能はあっても、常に方向性を示す機能は持てないことになります。物事を判断し決定し行く末を決めるのは、やはり人間であり、自由意志の決定を心、身、霊的に健康な状態で出来るようにするのがＡＩＦの役割ということになります。

人間には個性があり、各々個性を持つ人間は、自由意思を持っていることになり、意思があれば対話が成立し、対話は物理的には干渉性であり、干渉は波動性を示すものであり、結局、人は波動性を持つことになります。

ミクロで見れば人間は電子の塊のようなものですから、自由意志を持つ人間は量子論的自然観とも矛盾しません。ＡＩＦモデルは自由意志、つまりは個の存在を前提にするという結論になります。人の生きる、根源的な霊性領域の悩みに対しては、ＡＩＦは心身の力を動員して助けようとしてはくれますが、最後の決定は個人の自由意志に任されるということです。そこには他力的ではない自力的な、ある意味では非宗教的な極めて人間的な営みが示されているともいえます。

このような自ら仮説として立てた新しい概念、自律統合性ＡＩと自律統合性機能ＡＩＦ

（ＡＩＦモデル）の考え方を精神医学に取り入れると、今までにない視点から心の医療に取り組めるのではないかとの期待が湧いてきました。

次の章では、この新たな概念を取り入れた、強く美しい健康を目指す新しい医療を提唱していくことにします。

第5章　新しい医学の提唱

整心精神医学・美容整心精神医学の概念

AIFモデルから生まれた新しい医学の領域

これまで話してきたことはすべて、これから私が提唱していく新しい概念の医学につながる話です。

私は新しい精神医学として、「整心精神医学」という概念を提唱したいと思います。整心精神医学とは、第4章でたどり着いた「自律統合性機能AIFが機能不全になった場合、物質波、精神波、霊性波の共振、リズム振動が失調し、健康を失う」というAIFモデルから生まれた健康理論を基本としています。

整心という言葉は、「病気とまでは言えないが、社会生活に支障が出始めた精神状態を整え、復調する」という意味合いで用いています。つまり、「精神障害には至っていないが、一時的に精神症状を呈している」状態や「生きづらい」「うまく生きられない」という、精神状態が原因で生活につまずいている人を精神的に健康にし、生活機能を回復させるという意味です。

これをＡＩＦモデルで説明すると、精神波、霊性波が乱れ、ＡＩＦが主導する身体波、精神波、霊性波のリズム振動が失調し始めたものの、まだ不可逆的になっていない状態を意味します。ＡＩＦの軸が揺れてはいるが大きくくずれてはおらず、立ち直りが回復可能な状態のイメージです。

整心精神医学は、未病と言われるような健常と病気の境界領域、あるいは、生きる根源にかかわるような精神性、いわゆる霊性の領域を扱う医学であり、精神的、霊的な健康を回復することを目指すものです。精神的健康が揺らぎ始めた未病状態、あるいは霊性という、今まで医学の中に取り入れられることのなかった領域を扱う医学と言っていいでしょう。

「生きる意味、生きる価値」という哲学的な問いは、人が成人していく過程で、誰しもが一度は思い悩むことだと思います。しかし、多くの人はここで生活機能を失うほどまでつまずくことはありません。この世に生まれ、悩みながら、いつしか人は生きていくことを当たり前のように受け入れていくのが普通だと思いますが、生きること自体、自分の存在自体を肯定できずに精神的身体的な障害を起こし生活機能を失ってしまう人もいるということを、精神科のみならず身体科の医師も心にとめておくことは今の時代には必要なことと思います。

整心精神医学は「自律統合性機能と身体波と精神波、霊性波の概念で、生命から宇宙までの統合性を説明する量子論的自然観を取り入れて、身体、精神、霊性のバランスの失調の初期状態を扱っていく新しい医学」ともいえます。

この整心精神医学が扱う領域に通じる概念の医学には、アンチエイジング医学（＝抗加齢医学）や美容医学の分野があります。アンチエイジング医学とは、現在はそれなりに健康であっても、加齢に抗して健康と若さを維持する、あるいは若返りを図り、ＱＯＬ（生活の質）の向上を目的とする医学です。

美容医学は、健常範囲の外観の人が、本人の希望に沿った美しさを獲得しようとするのを支援する医学です。

今の精神医学の中には、美容医学やアンチエイジング医学のように医学的には病的とは言えない領域にある人を扱うものはありません。

そこで、「病気とは言えないが、心が原因でうまく生きられない人を対象とし、精神的、霊的により健康で、積極的で向上的な生活の獲得を目指す医学があってもいいだろう」という考えの中から整心精神医学という新しい精神医学の概念が生まれてきました。

精神医学の領域はあいまいなもの

整心精神医学が扱う分野を明確化するには、まず精神医学が病気、障害とする領域が明確である必要があります。第2章でも説明しましたが、精神疾患の症状は非常に細かく分類され、独特の専門用語で記載されており、その症状の組み合わせで病名が付けられるというのが、精神医学の診断の仕組みです。しかし、その症状も複雑に絡み合い、症状の線引きも難しい上に、症状自体の診断も多分に主観的にならざるをえないため、病気の診断も鑑別も科学性（客観性）に欠け、従って病気と病気の境界、病気と正常の境界の線引きも明確にしにくい性質があります。

さらに、２０１３年に、アメリカの精神医学会はＤＳＭ５（精神疾患の診断統計計マニュアル第5版）の発表の中で、一部の疾患群に関しては、明確な病名に細かく分類することに意味はないとして、統合失調症スペクトラム障害、自閉症スペクトラム症などのようにスペクトラム（区切ることのできない連続したものという概念）で一括して分類するという考えを打ち出してきました。

私自身は精神波の概念を考えついた時点で、「心の症状は線引きできないだろう」「心は全体で一つであるから、心の病も基本的には同床で一つのものではないのか」という考えでしたから、この方針の転換には少々感動しました。

心が波動であるなら、症状は波長であり、波長は太陽光のようにスペクトラムを形成し、明確にわけられるはずがないからです。

実際、全くカテゴリーの違っている精神症に対して、同じ薬が有効であること（例えば、統合失調症に使う非定型抗精神病薬がうつ病にも有効であることなどに代表されるように）は、精神疾患を現在のような体系で分類することの本質的な無意味さを物語っています。

ＤＳＭ５の方針転換は、心は波動で、症状はスペクトラムとする私の自説を支持するものではないかと考えています。

私が考案した精神疾患の分布図を本書巻末214ページに掲載していますが、様々な精神症状は、光が波長によってスペクトラムを描くようにスペクトラムとなり、どの症状を山とする波形を描くかで疾患（症候群）が表現され、病名がつくのではないかと考えています。

精神医学の精神症状は、実際の精神活動を、意欲、感情、知能、思考、記憶などに分割して記載することになっていますので、精神状態の全体像を表現するには適当ではありません。

ここではうつ、躁、陽性症状など、多彩な精神症状が集合してある精神状態を表している語を便宜的に用いてスペクトラムを表現していますが、本来ならば精神症候学的な症状用語で意欲、感情、思考などの各スペクトラムを作り、それを多次元的に重ね合わせると心の状態のスペクトラムが出来、それで疾患の波形を描くことが出来れば、私の考えるところがより正確に示されると思いますが、浅学の私には荷が重いので、それは精神病理学の専門家にお願いしたいと思います。

その分布図から分かるように、波形の山の描き方で、ＤＳＭ４ならば双極性障害Ⅰ型、Ⅱ型、統合失調症、統合失調感情障害、大うつ病、気分変調症、神経症のように分類されるのではないかと思います。ＤＳＭ５なら波形も変わり、数も減るものと思われます。

今回のＤＳＭ５の発表に当たって米国精神医学会でも「精神病は一つである」とする単一精神病案も議論されたようですが、残念ながら採用には至らなかったようです。しかし、いずれはアメリカもそれを認める方向に向かうのではないかと私は予想しています。

さて、以上のような理由で、どこまでが精神障害であり、どこからが正常なのか、その境界は不鮮明と言わざるをえないのです。

整心精神医学　Orthopsychiatry

私は整心精神医学を次のように定義しようと考えています。

——整心精神医学の基本理念は、自律統合性機能ＡＩＦの機能不全で、物質波と精神波、霊性波の共振、リズム振動が失調すると心身の健康状態を逸失すると捉えるのを基本的な考え方とし、特に精神波、霊性波の乱れが表面化して病気未満の状態でありながら、精神的、霊的に健康的な生活に支障を生じている心の領域を扱うのが整心精神医学である、とします。

整心精神医学の「整心」とは、言葉の通り、心のバランスを失った精神状態を整え、復調することを意味します。生きづらい精神環境を生きやすい精神環境にし、霊的な健康に通じる精神状態を回復することを目指します。

整心精神医学の対象となるものは、電子の霧雲のように位置も速度も方向も定まらない不安定が故に生活をおびやかす状態になった心そのものです。現在の病名であえていうなら、気分変調症、気分循環症、各種パーソナリティ障害、精神科医の濱田秀伯のいう「無力妄想」に類するものでしょうか。

パーソナリティ障害は以前は精神病質と呼ばれ、考え方や行動が社会常識から逸脱している人だとされていました。精神病ではなく気質だと考えられていたため、精神科の治療の対象ではありませんでした。

ところが、近年、「この障害は環境によってもたらされたものだから治療の対象になる」という考えが米国から出てきて、パーソナリティ障害と名前をつけ、ＤＳＭ３から精神疾患の分類に入りました。私が残念に思うのは、「治療の対象となる」として精神疾患に認定したのに、実際の医療の現場では病気としてまともに扱っていないことです。

このように、明らかな精神疾患とまではいかないものの心の不調で悩んでいる人たちはたくさんいますが、現在の精神科では対処法が用意されていないのが実状です。ですから、私はこの領域を扱っていくことでも整心精神医学が必要だと思っています。

これらの患者は外観や美容に関する強いこだわりや、自傷、摂食障害に関連する症状が表れやすい傾向にあるため、心だけを、あるいは外観だけを専門的に診ても悩みが和らぎ解消されることはありません。各個人の人生観から認知、行動のパターンまで広く総括的に理解し、悩みを共有して、プロとしてそれに応えつつ一緒に歩いていくような精神治療が必要であると考えています。

さらに整心精神医学では、精神状態が正常範囲であればよしとするのではなく、より健康的で前向きなライフスタイルを目指すことができるような精神状態に引きあげることも目指します。

以上が、私の考える整心精神医学の概念ですが、精神的、霊的な健康は身体的な健康に密接に関連することはＡＩＦモデル理論で述べたとおりです。

美容整心精神医学　Cosmetic Orthopsychiatry

私はさらに、整心精神医学の中でも、特に外観（顔やボディイメージ）の美へのこだわりが強く人間関係や社会生活がうまく送れない人に、外観へのこだわりの改善と社会機能の両立を図っていく医学として、「美容整心精神医学 Cosmetic Orthopsychiatry」を提案します。いわば美容医学と整心精神医学の融合したものです。

私は美容整心精神医学を次のようなものと定義したいと考えています。

――外観、美容に対する過度のこだわりが原因で生活に支障を来たしている人に対して、精神医学（整心精神医学）と形成美容外科学が連携して社会機能の回復を図っていく医学を美容整心精神医学、とする。

そこでは、美容が心の安定（整心）や向上性に及ぼす影響や、心の安定が美容に及ぼす影響を整心精神医学的、精神神経免疫学的、心理社会学的に研究し、美容医療が持つポジティブな要素を利用しつつ、外観、美容の悩みを、形成外科や美容外科と精神医学が片方に偏らないバランスの良い解決法を見つけて行くことを目的とします。

対象になる人は外観、美容のこだわり、悩みを持つあらゆる人が対象になりますので、精神障害未満の人からパーソナリティ障害、強迫症に分類される身体醜形障害、その他神経症、気分障害なども入ります。

また、美しさに対する認識は心理的要素が強いため、心理的なサポートをすることによって、形成外科や美容医療の有効性、効率を高め、美容の悩みを解決し、心の健康状態をより高めることで、幸福感の強いライフスタイルの獲得を目指すものとします。

以上が、美容整心精神医学の私の考える概念です。

精神医学だけではカバーしきれないところを形成美容医学が連携して、患者の悩みにより深い理解を示し、解決の出口の幅を広げることで、より効果的な解決法を探っていくという意味で、「精神科と形成外科を一緒に扱う臨床科」と理解していただけたらと思います。

美容整心精神医学の扱う心理について

次に、外観に悩む人の心理について、いくつか私の考えを述べてみようと思います。

外観の障害の心理は、精神分析学的に考察すると、いわゆる「対象喪失」の概念で考えると理解しやすく、また、「外観や美へのこだわり」の心理は自己愛、あるいはリビドー（性的な欲望、性本能）の一つの心理形態として理解すると、形成外科、美容医療における患者心理を理解しやすいと思います。

外観障害の心理――喪の作業

本来普通にあるべき外観の状態が生来的に得られていないという場合（先天性変形）や、外傷や病気により外観に障害を残した場合（後天性変形）、あるいは、加齢によって若い時にあった美しい容貌を失っていくというような場合（老人性変形）の喪失体験は、「対象喪失」の中の「身体的自己の喪失」に相当するであろうと思います。

対象喪失体験は、失った対象に対する思慕の情、悔やみ、恨み、自責、仇討の心理を始め、愛憎のアンビバレンツを再体験する悲哀の心理過程（フロイトのいう「悲哀の仕事」）を経て、初めて自我は新しい自由を見つけ、心の平安を獲得していきます。

外観障害は右記のそれぞれの場合で成立過程も異なりますから、悲哀の心理過程も異なりますが、いずれにしろ美容整心精神医学は、悲哀の仕事の良き伴侶となってかかわり、そのプロセスが滞りなく完結し、心の平安を得て社会復帰が出来るよう手助けするのを目的とします。

先天的な外観障害では、自我が確立する四〜五歳からハンディキャップを意識し始め、思春期、青年期になって、自己意識（自己表象に対する）が高まるにつれハンディキャップのある自分に大きく傷つき、それらを克服して社会に適応しなければならない人生が始まります。劣等感コンプレックスとその補償の自我心理規制が生じ、また、正常では在るべきモノの喪失の悲しみ、恨み、他者を責める気持ちなど対象喪失の悲哀の仕事を同時進行で行っていきますが、この時期は人格形成に大きく関与します。

人によっては、苦痛に対する躁的防衛で、勉学や仕事に集中して社会的に成功し、自我の昇華を果たす場合も見られます。

先天的な場合は、対象喪失を成長の過程で徐々に認識していくので、急性的な情緒危機はもたらしませんが、喪失していない、健常な外観を持った体験がないので、理想化した喪失対象を描きやすく、形成外科手術に満足しにくい心理傾向があるようです。

また、「恨みと報復」の心理を背景に、相手不詳の報復の原理に支配されていることが多く、悲哀の仕事の中で、大きな援助者として期待された形成外科医は、手術の結果で満足させられないと、失望から報復の対象にさせられる場合が少なくありません。手術が想定外の結果になると、激高し状況を納得できず訴訟に訴えるような患者も先天性変形に多く、このような「恨みと報復」の心理背景があるものと考えています。

外傷や病気による後天的な外観の喪失は、多くは自我意識の成長後に突然生じることが多いので、絶望的な急性情緒危機として「悲嘆 grief」を経験します。そして、時間を経て、悲哀の仕事に入りますが、悲哀の心理過程は乳児のように「抗議と不安」「絶望と悲嘆」「離脱」の原初的な経過を取り、その苦痛は大きいものになるようです。

しかし、対象喪失以前の状態を知っているため、喪失の理想化は少なく、形成外科手術の結果を受け入れやすい傾向はありますが、喪失を復元する形成外科の手術の力量は、患者の期待値を原則的に下回るため、患者が満足することは多くはありません。

美容医療が対象とする「加齢による対象（若さ、美貌）喪失」では、まず、若さを失うのではないかという喪失予期の時期（青年後期から）があり、やがて若さを失っても、対象への執着が続き、物的現実性と心的現実性が乖離し、心の中では喪失を受け入れないプロセスが続きます。次いで現実を受け入れる「対象を失った部分 given up-part」と、すぐには現実を受け入れられない「対象を失っていく部分giving up-part」の二つの心理が交錯する状態を繰り返すようになりますが、やがて「断念と受容」の心境に達し、悲哀の仕事は完結されます。

なぜ、若く美しくなりたいのか？ ――リビドーから

人は何故皆等しく美しさを求めるのでしょうか？　特に女性が美しく若くあろうとする願望は尽きることはないようにも見えます。化粧をしてつくろう習慣はおそらく人類が生まれた時からあったのではないでしょうか。少なくとも集団生活を始めて、多数の中から競合して異性、パートナーを探すようになってからは、化粧をしたり、身繕いにこだわる習慣はあったものと思われます。

伴侶を得て、子供を作るという行為は動物としての本能であり、そのための有利な条件を整えるのは極めて合目的で自然な行為ともいえます。

なぜかオスは若くて美しいメスを好みます。若い相手を好むというのは、若い方が生殖という営み上有利であるから理解できるところですが、美しい女性が、必ずしも元気で優等な子供を産むとは限らないと思われるのに、美しい異性を求めるのは何故でしょう？

動物は、人類にかぎらず、猿でも孔雀でも、美しい異性を求めるというのは、生来的に備わった感性なのかもしれませんが、大多数の意識が共通して美しい方を好むから、それを手に入れるには競争原理が働き、美しいものを自分のものにするいうことで優越感や、ある意味で力の誇示になるためなのかもしれません。力は男のセックスアピールでもあるからなのでしょうか。

とにかく若くて美しい方が人気があるから、女性はそれに合わせようとするのでしょう。昔、ウーマンリブ運動が盛んな時代がありました。男中心の社会慣習を糾弾したようなことであったと思いますが、間もなく尻つぼみになってしまいました。それでもセクハラ、パワハラが弾劾されるという形で成果は残っているようです。

運動は定着しませんでしたが、その理由を誤解を恐れずに言えば、男社会に実害が無く、世の男どもはその運動に大きく影響をうけることがなかったからではないかと想像しています。

今や女性の間で忌嫌われるような女性が、「とりあえず、私、可愛いから」と開き直るような時代です。良いこととは思いませんが、現実社会を見れば、女性も容姿が大きな武器であることを認めざるを得ないのでしょう。

個人的には、そこまで行くと、それはそれで余り居心地のいい社会のようには感じませんが。

では、女性は、ただ社会生活上有利だから美しくなろうとするものでしょうか？　私はもっと人が動物としての根源的なところに理由があるのではないかと考えています。

女性も男性もその時代にあった性的魅力を誇示するのは、フロイトのいうリビドー（性本能、性的な欲動、生きようとするエネルギー、愛情に関するすべて、人を求める欲求、人と楽しみたい、喜びたいという欲求。平たく言えば、異性にモテて、セックスをしたいという欲望）によるものではないかというのが私の意見です。

異性にモテて、有利な相手をパートナーにして生殖行為につなげたいという本能から来るリビドーが美を求める根本的な行動原理と考えるのが自然ではないでしょうか。

従って化粧をするのも、スキンケアに励むのも、美容整形を受けたがるのもすべて、性的魅力を高めようとするリビドーのなせるところが大きいと思うのです。

このような患者は、「女性から見た可愛い」より、男性の気を引くような容姿を求めるものと思われます。

しかし、人はリビドーだけに常に支配され続けているわけではありません。フロイトや自我心理学によれば、エス（リビドー・性的欲動とアグレッション・攻撃性）のエネルギーは、超自我や現実世界との葛藤や、自我の自律機能（葛藤とは独立した、自己を成長向上させる自我機能の一つ）によって抑えられ、自分の成長、発達や向上性のためにエネルギーは振り分けられるようになり、社会に上手く適合して行くのが普通であるとされています。外観美容にこだわり続け、社会性を失っている状態は、自律統合性機能が上手く働かず、自我自律機能も低下している状態と説明できます。

つまり、「きれいになりたい」「若く、魅力的でありたい」という気持ちは生得的な性的本能のようなものであり、正常な心理でもあるのですが、いつまでも過剰にそこに留まりこだわり続けるのは、自律統合性機能の力が弱く身体波、精神波、霊性波が共振しリズム振動するのがうまくとれず、生きるためのバランスがとれていないのです。

なぜ、美しくなりたいのか？　――自己愛から

人が美しさを求めるのは、すべてがリビドーが求めるセックスアピールのためだけでしょうか？　女性が美しく若くあろうとする願望は、それだけではないような気もします。

もう一つの動機としては、自己愛の心理が働くのではないでしょうか。女性はどんな時でも鏡があれば自分を確かめるような行動をとりますが、それは常に臨戦態勢であるためともいえますが、それだけでもないようにも思えます。

もう一方には自分という対象（自己表象、自分のイメージ）に対して可愛く思う気持ち、自己愛と呼ばれるものがそうさせるのではないかと思います。

自己愛とは、自分を愛する、大事にする、可愛いと思うような自然な人間の心理であり、リビドー（ここでは愛のエネルギー）が全部自分に向かってしまっていて、他の対象には向かわない状態とされ、自己以外を愛する対象愛は成立しないとフロイトは定義しました。

しかし、精神科医のコフートは自己愛と対象愛は両立するとの理論を述べ、フロイトも後期になると、自己愛においても一部のナルシシズム型の対象にはリビドーは向かうことができると意見を変え、その対象となるものは、①自分の気持ちを代表しているようなところ、②自分でも気に入って自信のあるところをさらに磨きをかけたい気持ち、③若い頃に自信の

あったところに戻りたいと思うような気持ち、というようなものであり、これらには対象愛が強くとも自己愛にリビドーは向かうものとしました。

これらは、まさしく女性が美容医療に向かう自己愛の心理を言い当てているかのようです。若い時に魅力的といわれ自信のあったところ、今でも秘かに自信があり自慢できるところを、さらに美しく磨きをかけたいという心理は現実に良く聞く話ではないでしょか。

この自己愛の心理が美容医療に向かう一つのモチベーションになっていると思われます。

また、コフート理論では、自己愛は誇大自己（自分をどんどん偉く発達させよう、立派に美しくさせようと思う自己愛）とイマーゴ（理想化した親のイメージ）で説明され、いずれも相手に認めてもらい、賞賛を受けたい気持ちの表れであるとされます。従って、褒めてくれる相手が必ず必要であり、褒められて誇大自己を満たすことが、自信を持ってさらに成長しようとする健全な自己を成長させることにつながるとしています。このあたりの配慮も美容整心医学が貢献できるところだと思います。

もし、満たされない場合、「自分だけが美人だとか、偉いのだ」と思い上がったりして、いびつな自己イメージが肥大化してしまい、周りから相手にされない人間になってしまう可能性があります。

エリクソンによれば、自分をブラッシュアップして伸ばそうとする健全な自己愛が人間には本来的にあるとしており、健全な自己愛は人間成長の動機づけとして重要であると言っています。

この指摘は美容医療の価値を普遍化するものだと思います。

なぜ、美しくなりたいのか？——精神病理から

また、美容を熱望する患者には、精神的に病的な動機を持つ患者も受診しますから注意が必要です。

こだわりが、身体の一部（例えば鼻や眼など）に集中している場合は自体愛（自己愛の原初形態）の可能性があり、その場合は自我発達が未成熟で、いわゆるレベルが低く、意思疎通が取れず何かと理解が得られない可能性があります。

リビドーが常に自分に向かいっぱなしで、自分のファンタジーの世界に入り込んでしまっている自己愛神経症的な症状を示す場合は、自己愛パーソナリティ障害、統合失調症の可能性があるので注意を要します。

もっとも多い病理として身体醜形障害（醜形恐怖）がありますが、米国での調査では、この罹病率は形成外科、皮膚科の患者においては10％にのぼるといいます。従って、美容外科の患者においては、もっと高率に存在するのではないかと推定できます。

身体醜形障害の診断基準はＤＳＭ４（米国精神疾患の分類と診断の手引き）によれば、①身体のある部分に、想像上のものか、あるいはあってもほんの些細な症状に極めて過剰にとらわれてしまう、②そのことで生活機能に障害が生じる、③他の疾患では症状の説明が出来ないもの、となっています。

身体醜形障害は、ＤＳＭ５の診断分類では身体表現性障害から強迫性障害に移行され、外観へのこだわりの強さが強調されています。

エイジングにおける「喪の仕事」、自己の成長における「自己愛を満たす過程」においては、美容医療は有効な手段となりえますが、両刃の剣であることの認識は重要であり、また、患者が病的な要素を持っている場合は、病状を進展させてしまうことになりかねないので、美容医療は美容整心精神医学との連携が望ましいと考えます。

本当に美しく見えることとは何か？　――オーラについて

テレビや映画などの映像ではなく、女優さんに直接会うと「オーラを感じ、実物のほうが断然きれいだった」とか、よくいいますが、そのオーラとはいったい何でしょうか。

気功や超能力の世界では、オーラは生気エネルギーだの波動エネルギーだのという言葉をよく使いますが、量子物理学からエネルギーや波動という耳ざわりの良い言葉を、単に都合の良いように引用しているに過ぎないようで、オーラがなぜ波動であるのか、生気がなぜエネルギーなのかの説明もなく、波動と心の関係についても何の理論も立てていません。

私のオーラの解釈は、ＡＩＦモデルでいう身体波、精神波、霊性波がＡＩＦと共振し全体の波動エネルギーが高まった状態になったところに、見る側の個体の波長が共振した状態ではないかと考えています。その共振した自らの身体波、精神波の波動エネルギーをオーラとして感じるのではないでしょうか。感動が生気エネルギーの伝播で説明されるとなると、相手には生命があることが前提になりますが、必ずしも生きていなくとも芸術作品のように感動を生むものはありますから、そのような場合は作品自体と、それを見る人自身が共振しリズム振動を生ずれば感動する、と哲学者中村雄二郎は汎リズム論の中で説明しています。

美容整形をして、女優さんと同じくらいに美しい顔になった人が必ずしも美しく感じないのは、一言でいえば、そこからはオーラが感じられないからではないでしょうか。同じ美貌でも心を揺さぶるような美しさが生まれないのは、当人のリズム振動のエネルギーが小さく、見る側の波動と共振しないからではないでしょうか。恋をしている女性が輝くのは身体波、精神波、霊性波のエネルギーが共振して強いリズム振動を奏でるから、見る側もそれに共振してまぶしく見えるのではないでしょうか。

本当に美しくなるには、ＡＩＦが身体波、精神波、霊性波を共振させ強いリズム振動を産み、見るものに共振させることが肝要で、それには心身霊のバランスを保つことが大切になります。それには健康な身体と心が必要不可欠であり、ストレスの少ない日常生活、食生活に気を付け免疫力を高める以外に方法はありません。

その事は、美容医療で外観だけを整えても美しくはなれないということを必ずしも意味しません。美容整形手術でコンプレックスと感じていたストレスが取れ、気持ちの切り替えのキッカケになれば、ポジティブ思考が生まれ、それは免疫力を高めます。すると、ＡＩＦのレジリエンスも強くなり、身体波、精神波、霊性波が共振し美しいリズム振動を作りやすくなるため、オーラも発しやすい状態になっていきます。

美容整形は彫刻のように外観を整えるのが真の目的ではなく、そこから自信が芽生え、気持ちのありようが変わることで、精神波の波動も変わりＡＩＦも変わっていけば、アドラーのいうライフスタイル、心理学者のストロロウのいう組織化原則も変わり、新しい生き方を得ることができます。

そのような好ましいサイクルに入ることができれば、手術効果も高くなり、安心して次のステップに入っていけます。美容整心精神医学は、そのような好循環のステップに入りやすくする手助けをします。

生きづらさとパーソナリティ障害、霊性との関係

パーソナリティ障害は基本的に生きることが下手で、生きることに悩みますが、それと霊性との関係を考えてみます。

パーソナリティ障害とは、考え方や行動のパターンが著しく偏り、本人や周囲を苦しめるようなものをいい、以前は精神病質といわれて、治療の対象になっていませんでした。

しかし、精神病質の困難さは固定したものではないという考えが出てきて、１９８０年のアメリカ精神医学会の診断基準ＤＳＭ３（診断と統計のためのマニュアル）では疾患として採用され、ＤＳＭ４では大きく三つのグループに分けられ、十のタイプに分類されました。しかし、昨年改訂されたＤＳＭ５では、それらの境界は不鮮明であるという認識の下で、パーソナリティ障害を相互間だけではなく、正常なパーソナリティとも連続するとしたスペクトラムの視点で分類する代替モデルが作成されました。同時に十種類あったタイプは六種に絞られています。

これらの改定は、心が波動であり精神症状はスペクトラムであるという私の主張するところに合致するものであります。

パーソナリティ障害の三つの高位分類では、奇妙な風変りな傾向を持つＡ群、演技的ないしは情動的で、規範逸脱的な傾向を持つＢ群、不安ないし恐怖感を抱く傾向のＣ群に分類されますが、Ａ群の隣には統合失調症が位置し、Ｃ群の隣には神経症が位置するとされ、全体がスペクトラムの考えで統合されています。

よく話題に出るボーダーライン（境界型）パーソナリティ障害は、Ｂ群に属し、まさに精神病（症）と神経症のど真ん中に位置するものです。

十種のパーソナリティ障害には全般的に共通する特徴があり、それこそがこの障害を知るうえで重要なことです。①自分への強い執着性、②傷つきやすさ（脆弱性）、③両極端な思考、④人を本当に愛することの困難さなどが等しくみられ、つまるところ、パーソナリティ障害は基本的に自己愛の障害（幼い自己愛に支配されているという障害）であるとの指摘がされるようになってきています。

コフートによれば、成長段階において、子供の未分化な自己愛（誇大自己）は、母親の愛情や関心、世話によって十分に満たされつつ、段階的に母親の庇護と支配から分離されていくことによって、より高度な形態に発展していきます。さらに、理想化された親を、自我理想として取り込み、それを土台として対象愛へと発展させていきます。ところが母親の愛情や関心が余りにも早く失われたり、逆に母親からの切り離しが行われず、高度な形態への発展を妨げられると自己愛の傷つきが起こります。

これは精神分析家メラニークラインの部分対象関係から全体対象関係への移行の失敗と同列で、妄想分裂ポジションに留まることになり、カーンバーグのいう境界性人格構造を形成する母胎になると考えられます。

精神科医のマスターソンは自己愛性パーソナリティ障害も自己愛型防衛が失敗すると境界性パーソナリティ障害の様相を呈するようになると言い、日本の精神科医、岡田尊司はあらゆるパーソナリティ障害は、自己愛の障害と基本的に同じ構造を持つと言っています。

岡田はパーソナリティ障害を次のように述べています。

「多様なパーソナリティ障害のタイプは、傷つきやすい自己愛のさまざまの防衛の形態として理解でき、パーソナリティ障害の人は、傷つきやすい自己愛に由来する生きづらさの中で暮らしている。それは本人や周囲の生活に困難をもたらす。

人は本来どんな環境、状況にあろうと死ぬ瞬間まで生き抜くようにつくられているのである。生きようとする命の力と抱えている生きづらさは、せめぎ合いながら、その人特有の適応パターンを織り成している。パーソナリティ障害とは生きづらさを補うための適応戦略だともいえるのである。

離陸した早々に片羽根が傷ついたからといって、人間は飛ぶのをやめるわけにはいかない。傷ついた片羽根を抱えながら、飛び続けるための必至の努力と対処の結果生み出されたものが、少し変わった飛び方であり、パーソナリティ障害の人の認知と行動のスタイルなのである。こうして誤った生存戦略は、まだ幼かった頃満たされなかった欲求を紛らわすために不適切に身に着けてしまったものである」と。

私は生きづらさの原因として、霊性の波動のゆがみが生じている可能性があるとして説明してきましたが、では、パーソナリティ障害の人を強く苦しめる自己否定感と、霊性の不調和で自己肯定感が持てず生きづらいという人との違いは何なのでしょうか。

小児精神医学や、発達心理学が教えるところではパーソナリティ障害の成因は50％は遺伝的要因にしても、残りは環境要因とされています。

それは二歳頃までに必要な母親の愛情と保護の欠落した環境であり、精神科医ウィニコットが没頭的母性と呼んだ、子供との一体化した熱中が何よりも重要であるという説にも合致しています。それが与えられないと、自我の連続性の発達が損なわれ、「本当の自己」と

「偽りの自己」に分裂し、その状態を心理学者バリントは「基底欠損」と表現し、自我が脆弱で最も重症なパーソナリティ障害になるといっています。

これらを前提に考え、霊性による「生きづらさ」が１００％生得的なものであるとすれば、明らかにその成因は違うことになります。

また、自己愛の障害では、親の支配から脱する「分離――個体化の時期」に乳児の未分化な自己愛が「誇大自己」「親の理想像」と呼ばれる段階に入り、誇大自己の顕示・承認要求が満たされないと、それが残ってしまい、病的な発達をとげ、又現実の親の裏切りにあうと過度に理想化したものとして存続し、その人を支配し続けることになり、自己愛の高度な形態である自尊心が獲得できなくなるともいっています。

自尊心も自我の働きを越えた霊性領域から来るものと私は説明してきましたが、これも自己愛の発達障害で説明されるとなると環境要因によるものということとなります。

生きる意味、存在することの肯定感や自尊心などが環境要因によって醸成されるものなのか、生得的なものなのかは誰にも定かではありませんが、人間が、「とにかく生き抜こう」

とする強い意思は本来的に生得的なものであるように、「自分が存在する意義」に根底的には疑問を感じないのも生得的でなければならないと私は考えています。

そうなると、「生き、存在すること」を肯定できなくなるということは生得的な霊性が変容することになります。

そこで次のような仮説を立てます。個をとりまく霊性というものは不変のものではなく、生まれてからの早々期に環境によって影響を受け変容するものであるとすれば、機能不全家族、母親の没頭愛の欠如等によって霊性波の波動が変調し歪んでしまい、それで自己肯定感や自尊心を持てなくなってしまったと説明することができます。

いずれにしても基底欠損、自己存在否定、自尊心の喪失など生きる根源性の揺らぎに対しては自律統合性機能を強めて霊性を立て直すしかなく、免疫力を強化し、身体波のエネルギーを強くし、ＡＩＦを強化して、身体波、精神波、の強い共振状態を作り、それに霊性波を巻き込むようにして、身体波、精神波、霊性波の本来あるべきリズム振動を獲得していくのがよいと考えています。

美容整心メンタルクリニック

新しい領域の精神医療をめざして――こんな悩みの人たちに

私は整心精神医学並びに美容整心精神医学を実践するために、「美容整心メンタルクリニック」を開設しました。

具体的には、次のような患者を診ています。

Ⅰ．外観や美容の悩みを持つ方

外観に関する悩みが正常な範囲にあるのか、あるいは、身体醜形障害など精神症の範疇にあるのかを診断します。前者であれば、美容整心精神医学的なアプローチで対処し、後者の場合は、精神医学的な治療を併せて行います。

また、外観障害の形成外科的、美容外科的、美容皮膚科的な治療についても具体的に相談にのり、精神科医、形成美容外科医としての立場（美容整心精神医学的な立場）から治療方針を提示します。

パーソナリティ障害の人たちは、こだわりが強く、考え方が極端から極端に移行しがちな上、自分を大事に扱うのが下手です。そういう状態で美容整形手術を受けると、何度受けても満足できずに、言われるがまま手術を繰り返すことが多いので、状況を見極めながら、美容外科医と連携して適切な方針を立てなおして、対処をしていきます。

身体醜形障害では、外観美容への過剰なこだわりを特徴にしますが、美容整形を悪と決め付けるのではなく、それに至った要因を一緒に探し、時には美容医療の力を借りながら障害の軽快に導きます。

Ⅱ. 美容外科手術（美容皮膚科的施術を含む）を受けるか迷っている方

①手術や施術を希望している人が、正しい知識があり、かつ正常な判断能力の下で決断しているか、精神波の失調状態であるか、病的な思考によるものかを、まず診断します。

②希望する手術（施術）が医学的に適応があるものか、形成外科、精神科の専門的な立場からセコンドオピニオンを提示します。美容外科手術の利点、欠点を正当に評価し、手術の可能性と限界を、手術によるプラスの精神作用も考慮して意見を提示します。

③長年培った人脈をもとに、大学病院、基幹病院、個人クリニックなど、患者が希望している状態に最適な形成外科、美容外科、美容皮膚科を紹介します。

Ⅲ．リストカットなど自傷行為を繰り返している方及びその家族の方

自傷行為のきっかけとなる心理的要因を判断し、精神障害の有無を診断します。正常か病的かの境界領域にいる場合は、整心精神医学的な治療のアプローチを行います。入院治療が必要と判断した場合は、精神科専門病院、大学病院精神科などを紹介します。また、形成外科医の立場から、自傷の瘢痕治療の相談にも乗り、形成外科的手術やレーザー治療など最適な医療計画を提示し、最適な医療機関を紹介します。

Ⅳ．生きがい、やる気などを喪失している方

生きる意味、生きる価値が見いだせず、やる気の喪失で、生活が行き詰っている方の心理的要因が霊性領域の悩みにあるのか、精神障害の状態なのかを診断し、前者なら整心精神医学的な治療を、後者の場合は精神医学的な治療を行います。

美容整心精神医学の具体的な治療法

これまで述べてきた「人の健康は心身一体的な心身相関である」というＡＩＦモデル理論から、自律統合性機能ＡＩＦの強化を図り、物質波、精神波、霊性波のリズム振動の回復、強化を図るのが治療の根本理念になります。

本来、癒しの力は患者自身の中に備わっているという考えから、自然治癒を前提とした補助的な治療を患者の状態を診ながら行っていくというのが私の基本姿勢です。

ＡＩＦに最も影響力の強い免疫力の回復強化を第一義的な目標とし、それによってレジリエンスの強化を図っていきます。具体的には免疫力を上げる生活療法、免疫精神療法、食事療法、芸術療法などを組み合わせて治療を行います。

Ⅰ．生活療法

日内リズムの乱れを整える

体内時計が狂うと、精神波を乱し、免疫力が落ち、ＡＩＦの機能を弱めます。日内リズムが乱れると免疫力が低下することは科学的に証明された事実です。現代人に多くみられる昼夜逆転生活などをまずは治して、日内リズムを整えます。

ルーティンの習慣を身に着ける

規則正しい生活リズムを習得するようにします。朝８時に朝食を摂り、９時には体を動かすというように生活リズムができあがると、悩むことからも解放されていきます。また、継続することで、ある種の達成感が得られ自信が生まれていきます。

ＡＩＦ機能不全による精神波、身体波のリズムの失調をリセットする

笑う、泣くなど感情のカタルシスや、フィットネス、ヨーガや趣味への没頭などで、ＡＩＦを乱しているストレスの刺激をいったん遮断し、免疫力を高めてレジリアンスを強化していきます。

サイモント療法

ストレスは免疫を弱めます。イメージ療法を取り入れ、ポジティブ思考のライフスタイルを目指すようにします。

Ⅱ．免疫精神療法、カウンセリング

免疫力が精神に及ぼす影響を考慮した免疫精神療法を行います。精神免疫学、行動医学を基礎において、森田療法、アドラー個人心理学、ストロロウのツーパーソン精神療法、行動活性化療法などを広く取りいれて「ここに来れば変われる」と誰もが納得できるような結果を出せる精神療法、カウンセリングを行います。

Ⅲ．薬物療法

原則として、薬物は使いません。ただし、応急的に効果が期待できると判断した場合に限って、薬物療法も併せて行うことはあります。

Ⅳ．サプリメント

免疫を強化する有効なサプリメントを、患者個人への有効性を確認した上で使用することも考えます。

Ⅴ．食事療法

免疫力を強化する食事療法を行います。腸内細菌叢の菌数減少が免疫力を弱め、アレルギー、鬱、心の不調を増加させたとする報告に基づき、腸内細菌叢善玉菌を増やす食事指導など分子栄養学的食事療法を行います。

Ⅵ．芸術療法としての「化粧療法」

現在の芸術療法として代表的なものでは、言葉にできない心の状態を表現させる箱庭療法や音楽を使って心身の健康回復を図る音楽療法などがあります。私は形成外科医の経歴から、芸術療法と目的を同じにした「化粧療法」を試みています。

現在、化粧美容業界でも化粧療法と称し、化粧で障害者や高齢者の意欲を高め、生活の質向上を図ろうとする運動があるようですが、私がここで提唱する化粧療法は化粧の状態、あるいは化粧をする行為によって、患者の心理背景を読み取り、それを本人の気づきに導きながら正常化への道筋をつけていくものです。

さらに化粧行為の中で自信の回復を図ることで、免疫力を高め、心の正常化に導いていきます。化粧を通して徐々に心理が変わっていく過程を診ながら治療を進めていきます。

これは『医美心研究会』時代の「傷をカバーする」というセラピーメイクの発想ではなく、化粧という行為を通して、自分の心の状態を客観的に見ることで課題を発見していく効果を狙います。

その他に精神を集中する訓練法として気功やヨーガなどの取り入れも将来的には考慮しています。

以上のような治療法は、美容整心精神医学の視点からこそのものと考えています。

ストレスをとる美容整心メンタルクリニック

私の提案したＡＩＦモデルでは、身体波、精神波、霊性波がコヒーレント（干渉可能な）な状態で、自律統合性機能を基軸として一体となり共振しリズム振動を奏でることで健康状態を作り維持するとしていますが、このリズム振動に揺さぶりをかけたり、失調させるのは、すべてストレスといっても過言ではないと思います。

物理的ストレスは神経系、内分泌系、神経系の各機能に障害を与え、精神的ストレスは心を通して各機能に障害を与え、四者の正四面体構造のバランスを崩し健康を損ないます。心の場である霊性にも影響を与え自律統合性機能を弱体化させます。

あらゆるストレスは、生理化学的にはフリーラディカル（活性酸素など）を過剰に産生することと、免疫力を下げることで人体に影響を与え、ガンを始めとする、ほとんどの病気の原因となり、老化を進めます。

ストレスこそ万病、健康、老化の最大で最強の敵で、私達のあらゆる外的、内的環境に存在し、常に攻撃してきますが、私達は基本的にそれから逃れることは出来ないばかりか、ストレス環境は時代と共に悪化し続けています。

現代人は科学や医学の進歩の恩恵で、寿命を延ばして来たと思っていますが、実は聖書では、キリスト以前の人で五百年、八百年近く生きたとする話はいくつもあり、大昔の人の平均寿命が数百歳であったという推測もあるくらいです。人類の進歩は実はストレス増加の歴史でもあったので、直近の歴史ではなく、大局的に俯瞰すれば、そのような話は事実ではないかと私は考えています。人類は基本的には短命になって来ているのですが、ここ数百年は、科学の進歩がストレスにやや競り勝ち寿命をのばしているに過ぎないと思います。

美しく健康で生きることは身体波、精神波、霊性波の力強い共振したリズム振動を作ることであり、そのためには免疫力を高めることが有効ですが、免疫力はストレスによって最も低下しますので、ストレスを少なくすることこそが重要になります。

外観美容の悩みというストレスをとるために美容整形や種々のトリートメントを受けても、それが原因で新たなストレスを抱える人も少なくありません。

家庭や職場、学校でのストレスで調子を落としているが、医者に行くほどではない、行っても相手にされないだろうと、どんどんストレスを溜めている人も少なくないと思います。

美容医療を正しく受けて、ストレスを作らず、オーラが出るようにさらに美しくなる好循環に入るためには美容整心精神医学が有効です。

心のストレスをとるには、すべてを吐き出して（カタルシス）、気持ちのリセットをする必要があります。

美容整心メンタルクリニックは、「来て変わった」と実感できる癒しの医療の場を提供します。

おわりに――時代と共に発展していく医療を目指して

人々が古くから医学に求めてきたものは、怪我や病気からの救命、延命でした。その大原則は現代でも生きていますが、その次に求められたのが、生活していくために必要な身体機能の回復、維持、そして、精神の健康だと思います。

さらに社会が豊かになると、人はより質の高い生活を求めるようになりました。ただ、「健康で元気であればいい」ということではなくなっていったのです。

生まれつきのアザや顔、身体の変形、怪我や手術による傷痕などの表に現れる障害は生活の質を損なうものとして認知され、それに対処する医学として形成外科が生まれました。

その現象は、乳癌や上顎癌のケースのように一昔前なら命が助かれば乳房や顔が無くなっても仕方がないとされていたものが、今では乳房再建や身体各所の再建は当たり前になっていることにも表れていると思います。

そういう意味では、生命や体の機能には直接的に関係のない、形態の障害を対象としている形成外科は本来の医学の範囲を超えた医学と言うことができるかもしれません。

さらに言うならば、「美」という概念を医学の中に導入した美容医学は、その次の医学に位置づけられるのかもしれません。もちろんこれは、医学的知識に基づいた科学的思考によって行われ、常に進歩を追究していることが前提になるという条件付きですが。

医学は自然科学ですから、事実を観察し、見極め、創発し、仮説を立て、それを証明していく過程で、新しい概念が生まれてきます。そして、医学は常に進歩してこそ、自然科学としての存在価値があるといっていいでしょう。

新たな概念を生み出す力を創発力と呼びますが、私はこの創発力こそ自分に与えられた天分と考え、これまで新しい分野を切り開いてきました。形成外科の多分野で少なからずその進歩に貢献できたのではないかと自負しています。

私が考案してきた手術法や手術器械は、私が形成外科を辞した後も、形成外科では現在も引き続き利用されています。これは本当に嬉しいことです。しかしそこに留まることなく、より多くの患者が心から救われ、堂々と社会復帰できるように、さらなる進歩した手術法が考案され、形成外科の医療が発展し続づけることを心から願っています。

では、心の医学に関してはどうでしょう？

日本の精神医学会はアメリカの精神医学会の診断基準を躊躇もなく受け入れる体質があり、一方で実際の医療現場では、現実の医療を変革しようとする気概が乏しく、かつ患者への加害者意識も希薄ですから、何十年も変わらず同じような診療（例えば、長期入院隔離方式や多剤併用療法、ＥＣＴなど）をし続けているという特長をもっています。

また、医療経済的に見ても現状打破は難しいシステムになっているのかもしれませんが、現状の思考方法と医療体制では、日本の精神医学から、学問としての、あるいは、医療としての新しい概念が生まれてくる可能性はあまり期待できないように感じます。これは大変残念なことだと思います。


私が提唱した新しい精神医学の始まりは「外観の治療には医と美と心が必要だ」と思った十四年前の『医美心研究会』発足に遡ります。形成外科医の経験から、『医美心』の概念が生まれ、そして、精神科医の経験から、整心精神医学と美容整心精神医学を考えつきました。それは、心のストレスをとり、免疫力を高め、心の美容をはかり、ゆとりのある美しいライフスタイルを目指す医療です。

自律統合性機能主義で心、身体、霊性を一体としてみる新しい健康モデルによって新しい医療を切り開き、この新しい医学をこれからの医療につなげ、「ここに来れば変われる」と誰もが納得できるような結果を出すことで存在し続け、今までにないユニークなクリニックとして、これまで行きどころのなかった患者のサポートをしていきたいと願っています。

身体醜形障害の専門家として医美心研究会の顧問となり、そして私が精神科に転科するに当っては適切な助言を頂き大きな支えとなった精神科医鍋田恭孝先生に、それと私の精神科研修に心よくお力添えを頂いた多くの群馬県G病院の先生方に心から感謝申し上げます。

また、この本を出版するにあたり辛抱強く助言を続け、支えていただいた編集者の宮島正洋氏に心からお礼申し上げます。

また、思うがまま好き勝手にやってきた私の人生を許し、特に単身赴任の精神科研修時代には共に苦労し、物心両面で支えてくれた家族に心から感謝します。

そしてなによりもこの本を最後まで読んでくださった読者の皆さんに心から最も深い感謝を申し上げます。

美容整心精神医学参考図書

第1章

「有茎拡大広背筋皮弁による顔面頸部の再建」中嶋英雄（「頭頸部再建外科の最近の進歩」波利井清紀編）克誠堂出版、１９９３

「血管解剖に基ずくsuperdraind TRAMflap による乳房再建」中嶋英雄（『乳頭・乳房の再建最近の進歩』波利井清紀編）克誠堂出版、１９９９

Nakajima H.,Fujino T.:Newly developed Techniques for treatment of craniofacial Dysostosis Craniofacial Surgery edited by Daniel Marchac ,Springer-Verlag,1987

Nakajima H., Fujino T. and Adachi S. A new concept of vascular supply to the skin and classification of skin flaps according to their vascularization Ann. Plast. Surg. 16: 1-17, 1986

「哲学は人生の役に立つのか」木田元、ＰＨＰ新書、２００８

「医学の不確実性」中川米造、日本評論社、１９９６

「形成外科における外見の意味」中嶋英雄、化粧文化41号、ポーラ文化研究所、２００１

第2章

医美心研究会http://www8.plala.or.jp/ibishin

「ＤＳＭ-５精神疾患の分類と診断の手引き」日本精神神経学会監修、医学書院、２０１４

「ＤＳＭ-５精神疾患診断のエッセンス」アレン・フランセス箸、大野裕、中川敦夫、柳沢圭子訳、金剛出版、２０１４

「医療の原点」中川米造、岩波書店、１９９６

「精神病院を捨てたイタリア捨てない日本」大熊一夫、岩波書店、２００９

第３章

「脳と心を考える」伊藤正男、紀伊国屋書店、１９９３
「脳と心のバイオフィジックス」松本修文、１９９７
「心脳問題」山本貴光、吉川浩満、朝日出版、２００４
「心身問題と量子力学」マイケル・ロックウッド、奥田栄訳、産業図書、H４
「暗黙知の次元」マイケル・ポランニー、高橋勇夫、筑摩書房、
「脳とクオリア」茂木健一郎、日経サイエンス社１９９７
「物と心」大森庄蔵、ちくま学芸文庫、２０１５
「心・脳・科学」ジョン・サール、土谷俊訳、岩波書店、１９９３
「脳は空より広いか」ジェラルド・M・エーデルマン、冬樹淳子、豊島良一監修、草思社、２００６
「脳の中の私はなぜ見つからないのか?」前野隆司、技術評論社、H19
「非線形科学、同期する世界」蔵本由紀、集英社新書２０１４
「〔図解〕量子論がみるみるわかる本」佐藤勝彦監修、PHP研究所、２００９
「量子論」を楽しむ本」佐藤勝彦、PHP文庫、２０００
「ゼロから学ぶ量子力学」竹内薫、講談社、２００１
「量子力学の世界」片山泰久、講談社、１９６７
「不確定性原理」都築卓司、講談社、２００２
「生命とは何か―物理的に見た生細胞」シュレディンガー著、岡小天、鎮目泰夫訳、岩波文庫、２００８
「ユング心理学入門」河合隼雄、河合俊雄編、岩波書店、２００９

「自我と無意識」C・G・ユング、松代洋一、渡辺学訳、第三文明レグルス文庫、1995
「エッセンシャル・ユング」アンソニ・ストー　山中康祐訳監修、創元社、1997
「ユング思想の真髄」林道義、朝日新聞社、1998
「ユングと共時性」イラ・プロゴフ、河合隼雄、河合俊雄訳、創元社、1987
「シンクロニシティ」F・D・ピート　管啓次郎訳、朝日出版社、1989
「階層構造の科学 - 宇宙・地球・生命をつなぐ新しい視点」坂口秀、草野完也、末次大輔、東京大学出版会、2008
「自然現象と心の構造」C・Gユング、Wパウリ著、河合隼雄、村上陽一郎訳
「こころは量子で語れるか」ロジャー・ペンローズ、中村和幸訳、講談社、1999
「脳と心の量子論」治部真理、保江邦夫、講談社、1963
「ペンローズの量子脳理論」ロジャー・ペンローズ、竹内薫、茂木健一郎訳、筑摩書房、1997
「量子力学が語る世界像」和田純夫、講談社、1994
「宇宙というネットワーク」ジョージ・サイルスタット、松浦俊樹訳、青土社、1990
「宇宙の始まりと終わりはなぜ同じなのか」ロジャー・ペンローズ、竹内薫訳、新潮社、2014
「生ける宇宙」科学における万物一貫性の発見」アーヴィン・アズロヨ、吉田三知世訳、日本教文社、H20
「共振する世界」中村雄二朗、青土社、1991
「講座　生命'98」中村雄二郎、木村敏監修、哲学書房、1998
「自己・あいだ・時間　現象学的精神病理学」木村敏　筑摩書房、2006
「『精神症候学』第2版」濱田秀伯著、弘文堂、H21
「現代霊性論」内田樹，釈撤宗、講談社、2010

「量子論から解き明かす心の世界とあの世」岸根卓郎、PHP研究所、2014
「精神医学エッセンスサイ2版」濱田秀伯、弘文堂、H23
「アダルトチルドレンと家族」斎藤学、学陽出版、1996

第4章

「免疫の意味論」多田富雄、青土社、1993
「免疫・自己と非自己の科学」多田富雄、NHKブックス、2001
「好きになる免疫学」多田富雄、萩原清文、講談社、2001
「心と体の対話─精神免疫学の世界」神庭重信、文芸春秋、H11
「心の免疫学」藤田紘一郎、新潮社、2011
「神のデザイン哲学」鈴木エドワード　小学館、2013
「ジャクソン神経系の進化と解体」J．H．ジャクソン著、秋元波留夫訳、創造出版、2000
「精神分析的人格理論の基礎」馬場礼子、岩崎学術出版、2008
「フロイトその自我の軌跡」小此木圭吾、NHKブックス、1973
「集中講義精神分析上・下」藤山直樹、岩崎学術出版、2010
「自我心理学の新展開」妙木浩之、ぎょうせい、2010
「メラニークライン」ジュリア・クリステヴァ　松葉祥一、井形美代子、上本雅治訳、作品社、2013
「メラニークライン入門」H・スィーガル、岩崎徹也訳、岩崎学術出版、1977
「ユング心理学入門」河合隼雄、河合俊雄編、岩波書店、2009
「自我と無意識」C・G・ユング、松代洋一、渡辺学訳、第三文明レグルス文庫、1995
「レジリアンス」加藤剛、八木剛平、金原出版、2009

「現代精神医学定説批判ネオヒポクラティズムの眺望」八木剛平、金原出版、2005

第5章

「精神病理学原論」カール・ヤスパース著　西丸四方訳、みすず書房、1971
「対象喪失」小此木圭吾、中公新書、1979
「精神分析事典」小此木啓吾他編、岩崎学術出版社、2002
「自己愛と依存の精神分析―コフート心理学入門」和田秀樹、PHP新書、2002
「壊れた心をどう治すか―コフート心理学入門Ⅱ」和田秀樹、PHP新書、2002
「自己愛の構造」和田秀樹、講談社、1999
「心と向き合う臨床心理学」和田秀樹、朝日新聞出版、2012
「新版　生涯発達心理学―エリクソンによる人間の一生とその可能性」バーバラ・M・ニューマン、フィリップ・R・ニューマン（著）、福富護訳、川島書店、1988
「DSM-IV-TR精神疾患の分類と診断の手引」米国精神医学会編、高橋三郎、大野裕、染矢俊幸 訳、医学書院、2003
「MIND・心の哲学」ジョンサール、山本貴光、吉川浩光訳、朝日出版社、2006
「身体醜形障害」鍋田恭孝、講談社、2011
「醜形恐怖」人はなぜ見た目にこだわるのか」町沢静夫、マガジンハウス、1997
「ゆがんだ鏡―身体醜形障害の治療」キャサリン・A・フィリップ、松尾信一郎訳、金剛出版、1999
「クジャクの雄は何故美しい？」長谷川真理子、紀伊国屋書店、2005
「顔と心　顔の心理学入門」吉川佐紀子、益谷真、中村真、サイエンス社、1993
「パーソナリティ障害」岡田尊司、PHP新書、2004

「生きずらさを超える哲学」岡田尊司、ＰＨＰ新書、２００８
「他人を攻撃せずにはいられない人」片田珠美、ＰＨＰ新書、２００８
「心のガラクタ」を捨てる生き方：「自分は自分」と言い切る強さをつくる本」川畑のぶ子 三笠書房、２０１２
「心と向き合う臨床心理学」和田秀樹、朝日新聞出版、２０１２
「森田療法のすべてがわかる本」北西憲二（監修）、講談社、２００７
「精神救急」中嶋英雄（「創傷のすべて」市岡滋監修）克誠堂出版、２０１２
「思春期病棟の少女たち」スザンナ・ケイセン、吉田利子訳、１９９４
「自傷行為の理解と援助」松本俊彦、日本評論社、２００９
「笑と免疫力」吉野槇一、主婦の友社、２００４
「食べ物が変えれば脳が変わる」生田哲、ＰＨＰ新書、２００８
「分子栄養学概論」田中武彦、野口忠、武藤泰敏、ケンパク社、１９９６
「病気は自然治癒力を高めて治す」石原結實、ナツメ社、２０１１
「腸内細菌の話」光岡知足、岩波新書、１９７８
「芸術療法ハンドブック」C．ケイス、T．ダリー著、岡昌之監訳、誠信書房、１９９７
「箱庭療法入門」河合隼雄著、誠信書房、１９６９
「分子と心の働きを知れば本当の健康法が分かる」島博基、パレード出版、２０１１

■コラム❶――皮膚の血管構築を明らかにした研究

■皮膚の血管構築

新鮮屍体に特殊な血管造影剤を注入して、皮膚を薄く分割し、血管の形をCGの3D画像で描出した。これは、背中の肩甲回旋動脈の血管造影像とCGによる3D画像。

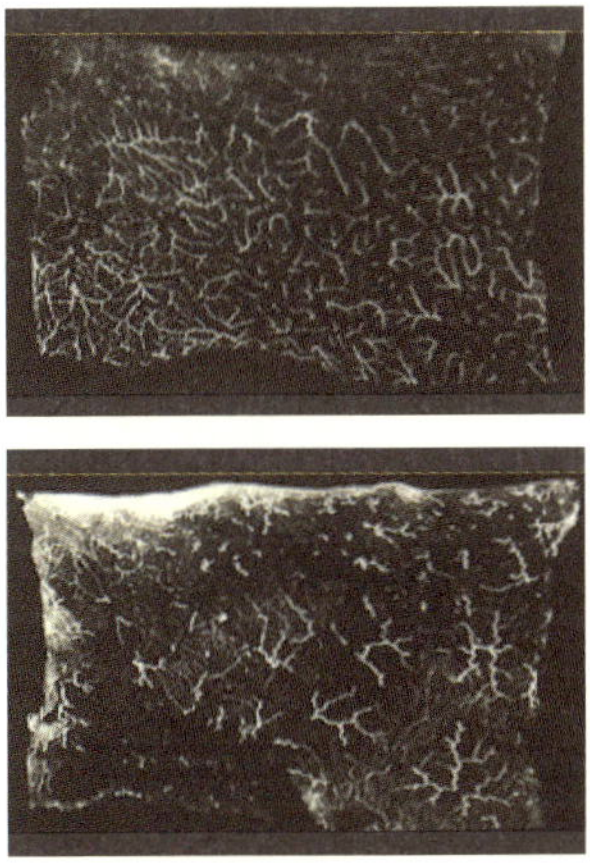

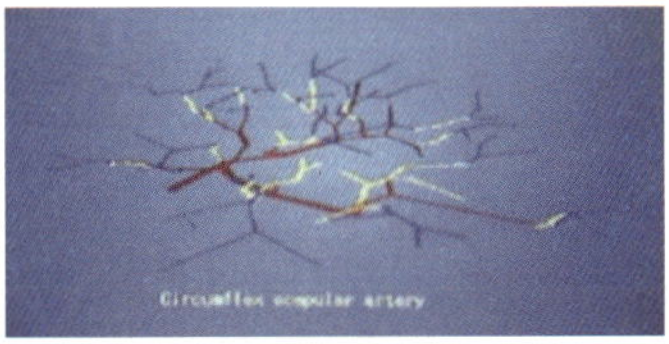

＊

皮膚血管は6種類のパターンに分類された。

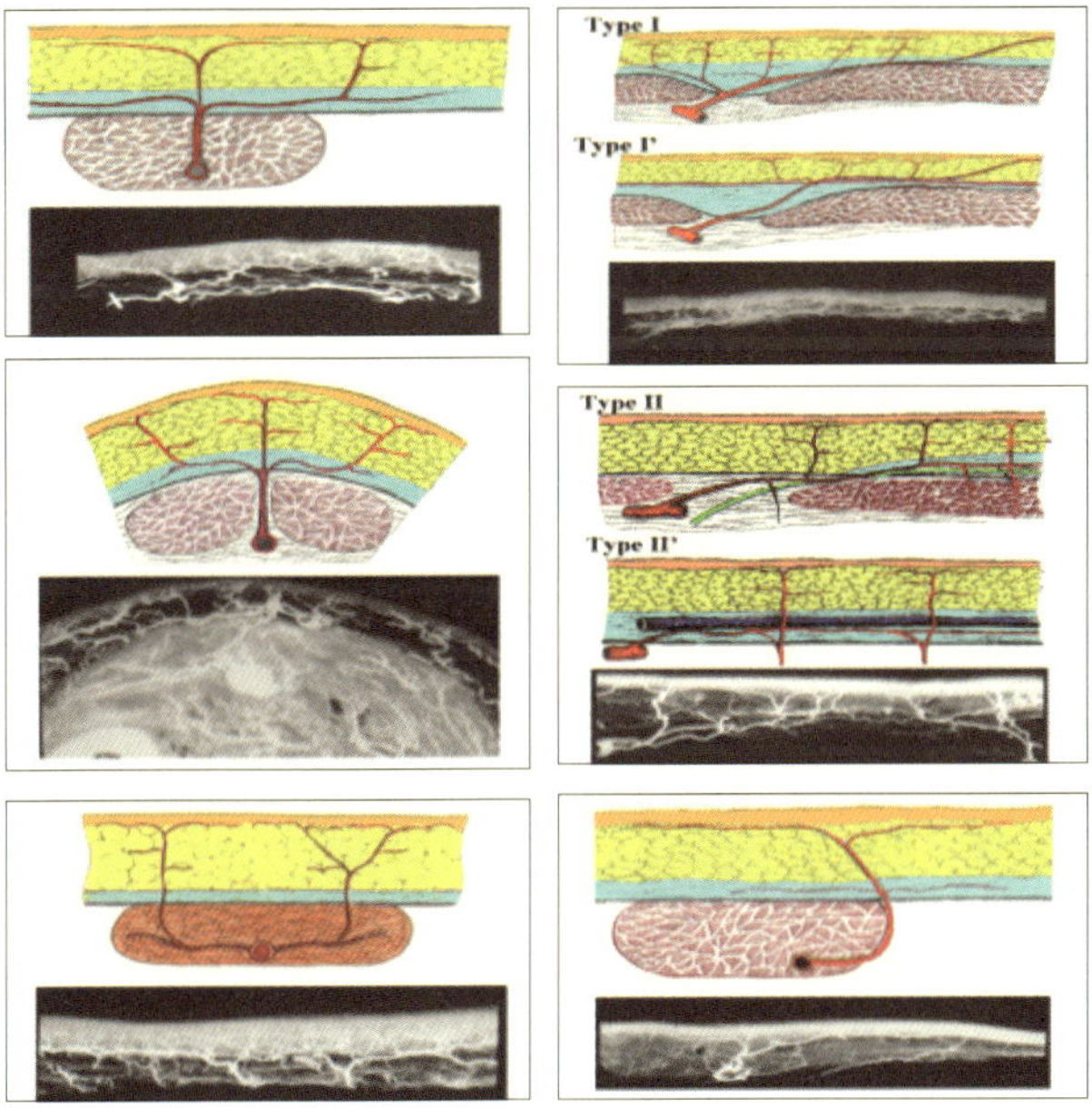

＊＊

*Nakajima H., Imanishi N.,et al:Three-dimensional reconstruction of cutaneous arteries of the back by computer graphic imaging Plast. Reconstr. Surg. 100: 381-389, 1997
**Nakajima H., Minabe T. and Imanishi N. Three-dimensional analysis and classification of arteries in the skin and subcutaneous adipofacial tissue by computer graphics imaging. Plast. Reconstr. Surg. 102: 748-760, 1998

コラム❷ ——— 開発した薄い皮弁の臨床例

■症例1

20歳女子。化学工場での薬品による顔面熱傷。祖国の形成外科で鼻の再建術を受けたが、満足できず来日した。前腕部から骨付きの薄い皮弁を採取し血管吻合で遊離移植をして鼻と瞼を再建した。

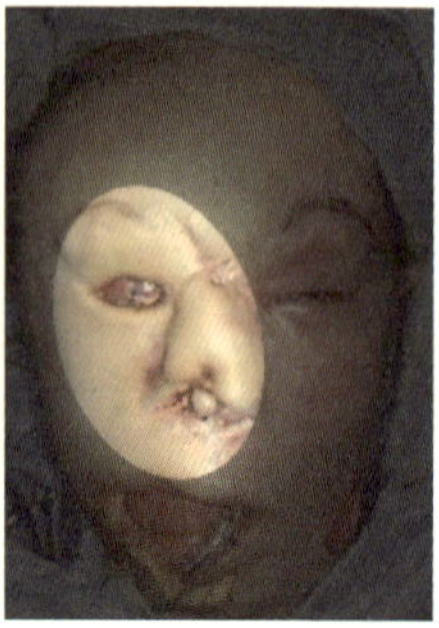

術前

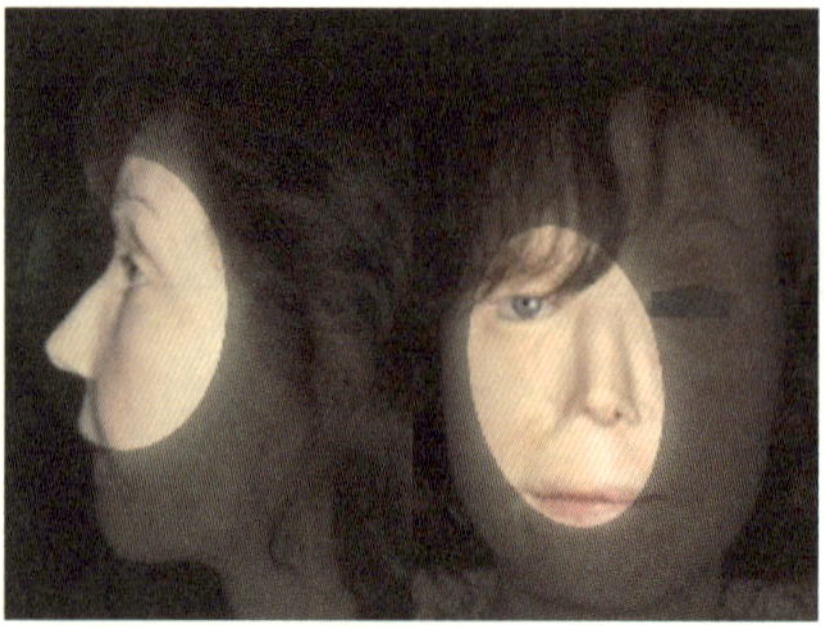

術後

■症例2

先天性の母斑症。結節状に隆起して目立つので皮膚を全切除して、背中から薄い皮弁を首の皮下を通して回してきて顔の皮膚に置き換えた。皮弁は薄いので、顔の輪郭も自然である。

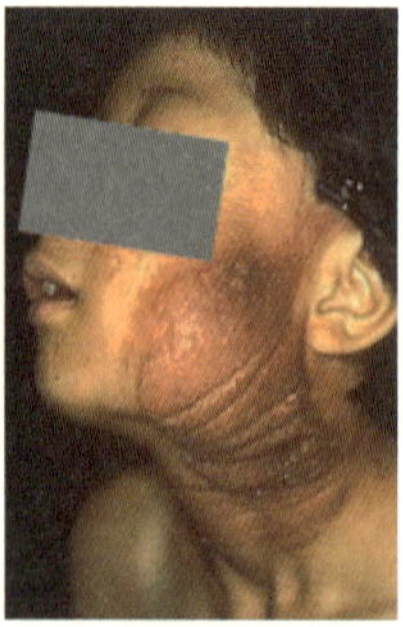

術前

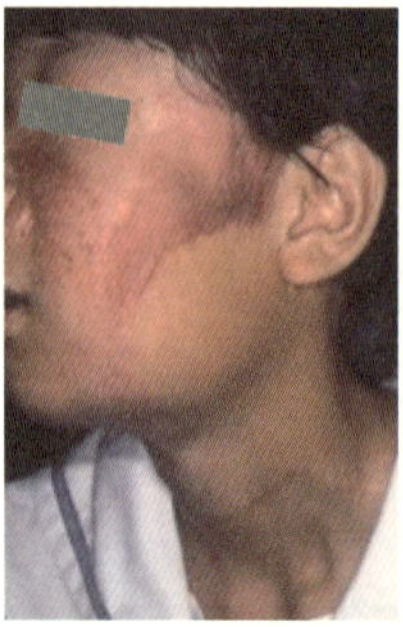

術後

*「Thin flapの概念と薄層拡大広背筋皮弁」中嶋英雄（「皮弁移植法の最近の進歩」波利井清紀、鳥居修平編）克誠堂出版、１９９３

■コラム❸ ——— 頭蓋顔面外科の話

図1 *

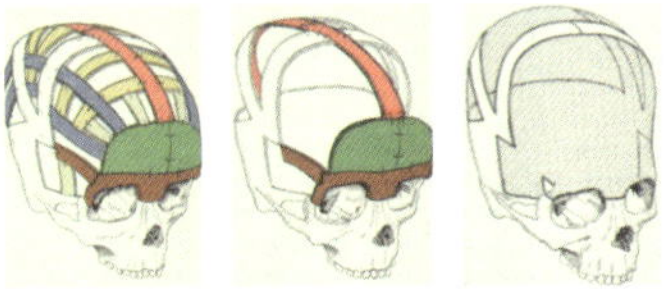

顔面、頭蓋の変形や欠損に対して、開頭して頭蓋の中からと、同時に口や瞼の中から顔の骨を切って、移動して修正する手術の概念を頭蓋顔面外科ークラニオフェイシャルサージャリーといいます。

■バンブーウエア法

図1は、全頭蓋再建法（バンブーウエア法）の図式です。頭蓋骨の繋ぎ目が病的に早く閉じてしまって頭蓋骨が成長できないため、脳の成長を妨げたり頭の変形をきたす症状に対する頭蓋再建の方法です。

頭蓋に2，3本の太鼓橋様のバー状の頭蓋骨を残し、一旦頭蓋骨を取り出します。次に頭蓋の前後方向にバー状の骨を渡し、頭蓋骨の輪郭を決め、あとは取り出した頭蓋骨を裁断して、一定の手順で竹籠を編むかのように頭蓋を作ります。橋状に残した骨の形で頭蓋の正面像、側面像を調整してしまうので、どんな頭蓋変形にも対応できるのが特徴です。

図2は実際の症例の３ＤＣＴ画像です。頭蓋の前後径が異常に長くなった舟状頭という病気です。10年後に正常の頭蓋の形に成長しているのが分かります。

図2

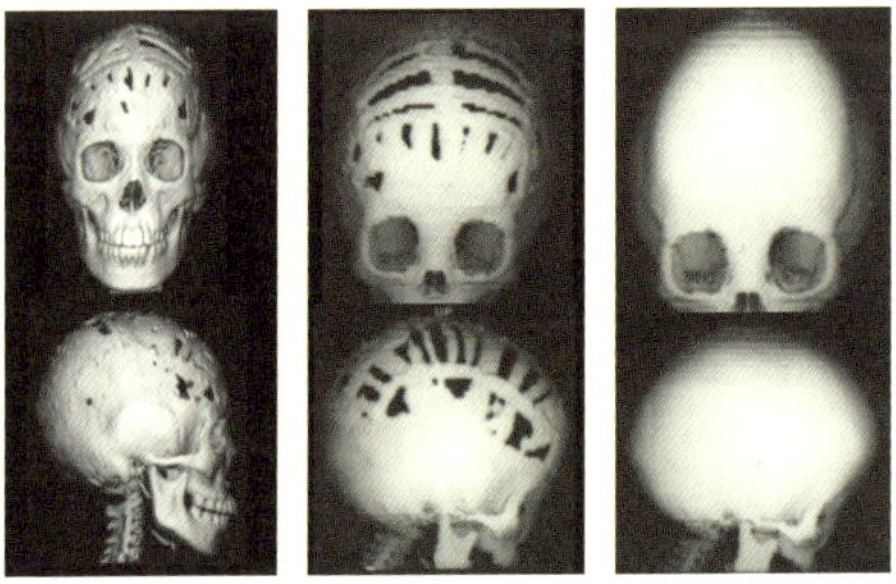

術前　術後2ヶ月　術後10年

*Nakajima H., Sakamoto S.et al Twenty-five-years follow up result of our total cranial reshaping Bamboo wear method, Childs Nerv Syst 30:161-164,2014

■モッド法

図3はMOD法の図式です。バンブーウエア法では、拡大した頭蓋骨に一時的に死腔が生じ、感染のリスクがあることと、手術時間が長時間で、患者の侵襲が大きいことを解決するために考えた方法です。頭蓋骨を下図のように細かく裁断して、狭くなった方向を広げるように骨延長器で骨片をを徐々に広げていきますと、拡大した方向が短縮され頭蓋全体の形が矯正され正常になります。上の図はその原理を示しています。

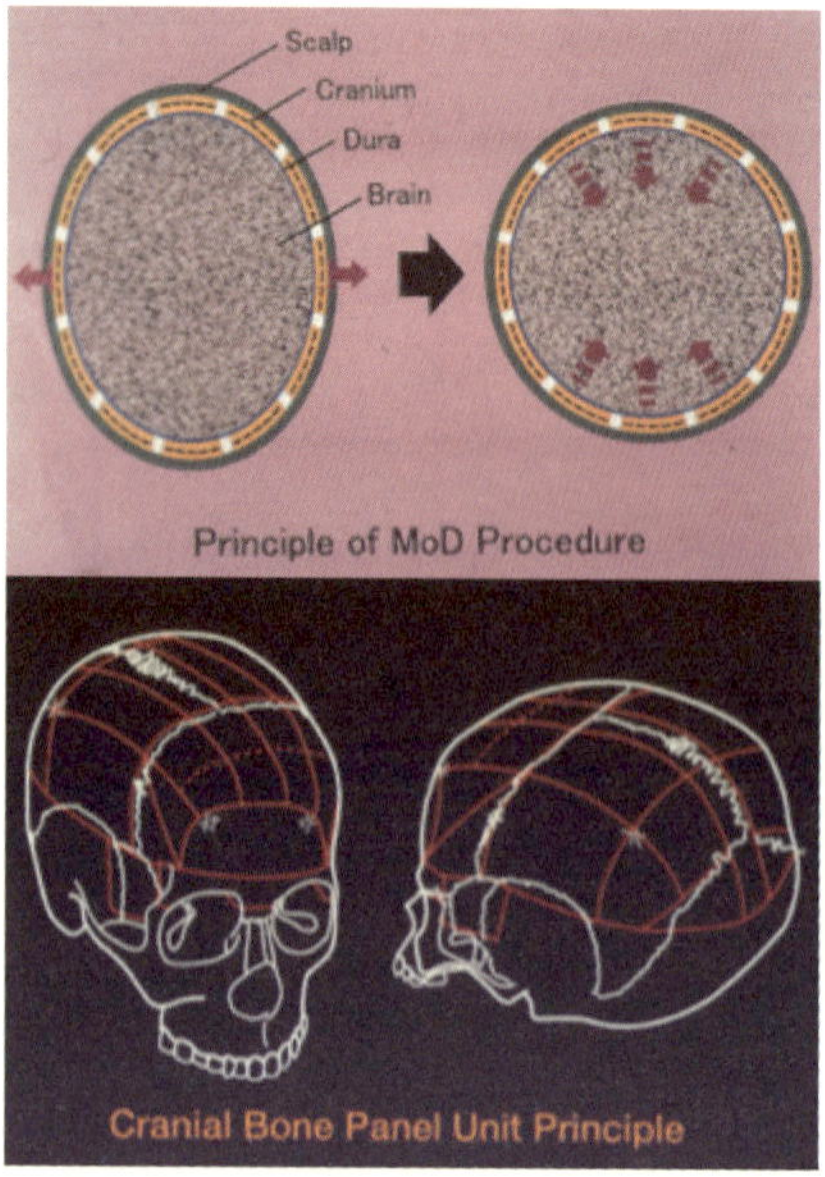

図4は短頭という頭蓋の前後径が短縮して、左右径が拡大してしまう病気です。前頭部を前方に拡大することで左右径は二次的に短縮され全体の変形は矯正されます。

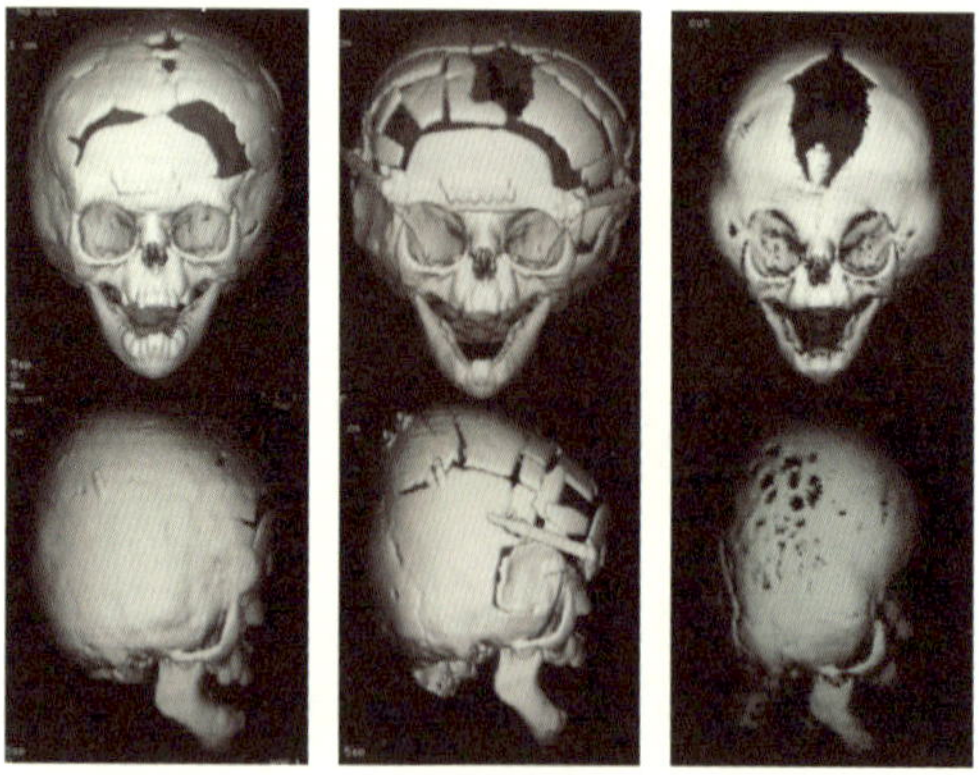

術後1年　術後1ヶ月　術前

*Nakajima H.,Sakamoto Y. et al.;Dynamic Total Skull Remodeling by a Combination of Morcellation Craniotomy With Distraction Ostegenesis:MoD procedure,The journal of Craniofacial Surgery 22:1240-1246,2011

■ナビッド法

ナビッド法は顔面骨の発育障害の患者に対し、顔面骨を頭蓋骨から切り離し、延長器で顔の形を修正する方法です。顔面の骨の切り方には、上あごの部分を横に切断する方法や顔面骨を頭蓋底と切り離すいくつかの方法があります。このナビット法は眼球の出具合と咬みあわせを同時に修正できる唯一の方法です。3次元方向に延長できる骨延長器を開発したことによって初めて可能になりました。

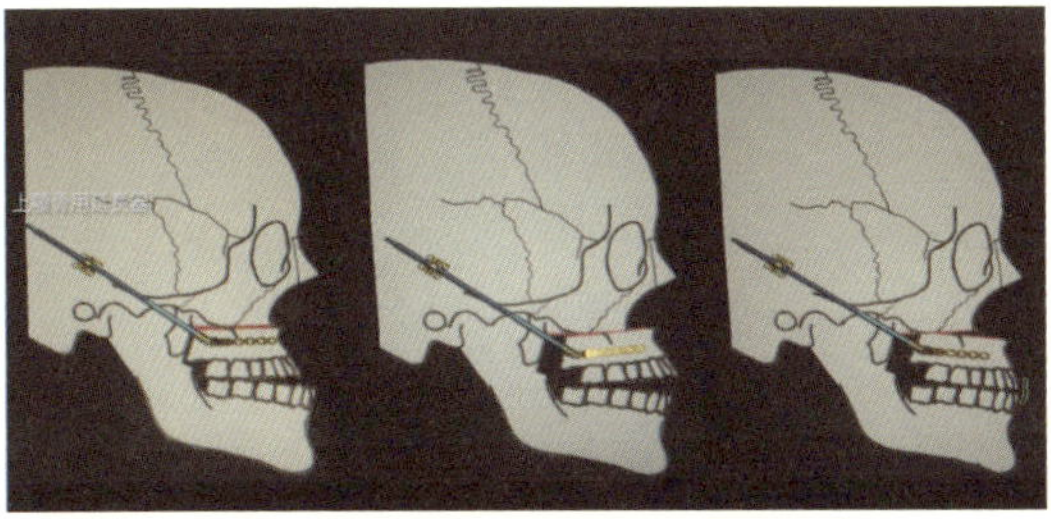
上顎だけを出すルフォーⅠ型という骨切延長法

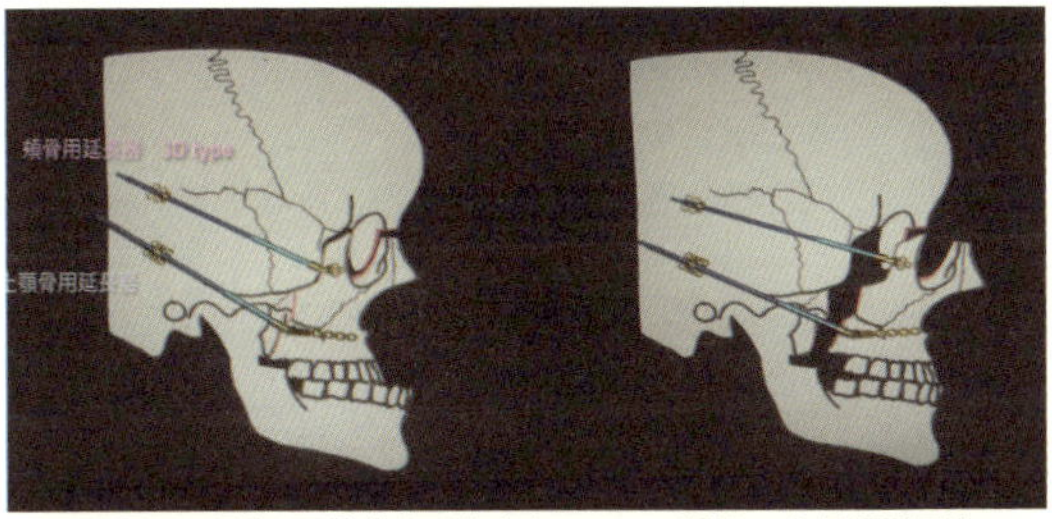

上顎から眼窩の下半分までを出すルフォー3型という骨切延長法

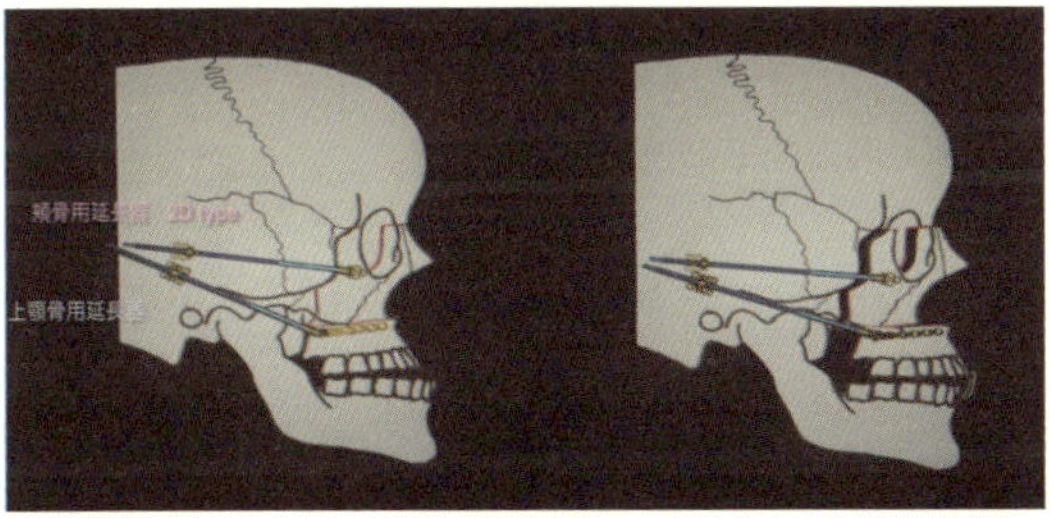

上顎と中顔面骨を別々に移動させるルフォーⅢ＋Ⅰという骨切延長法

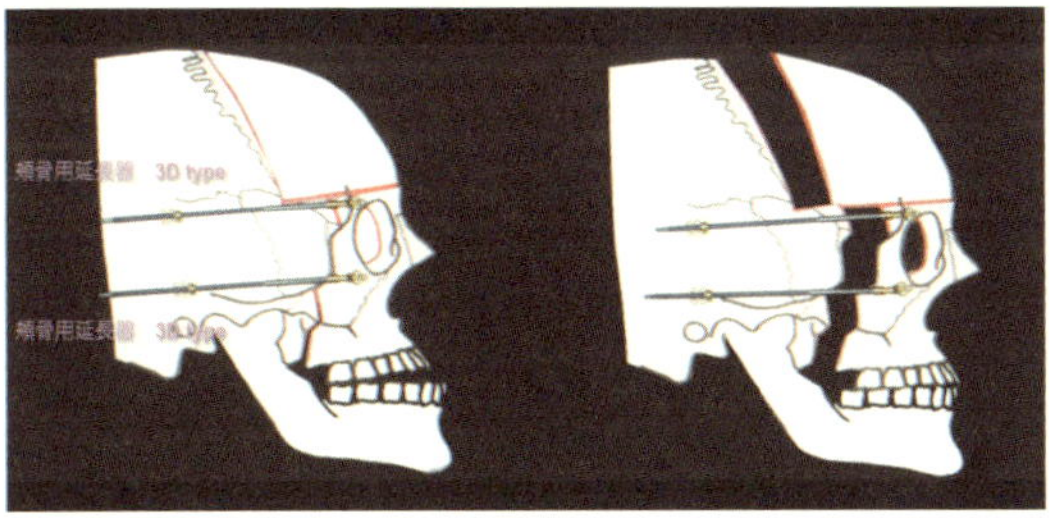

上顎・眼窩・前頭骨まで一体に移動するルフォー4型という骨切延長法

:Nakajima H., ,Sakamoto Y. et al An internal distraction device for LeFort distraction osteogenesis:NAVIDsystem J.of Plstic.Reconstructive and Aesthetic Surgery,65:61-67,2012

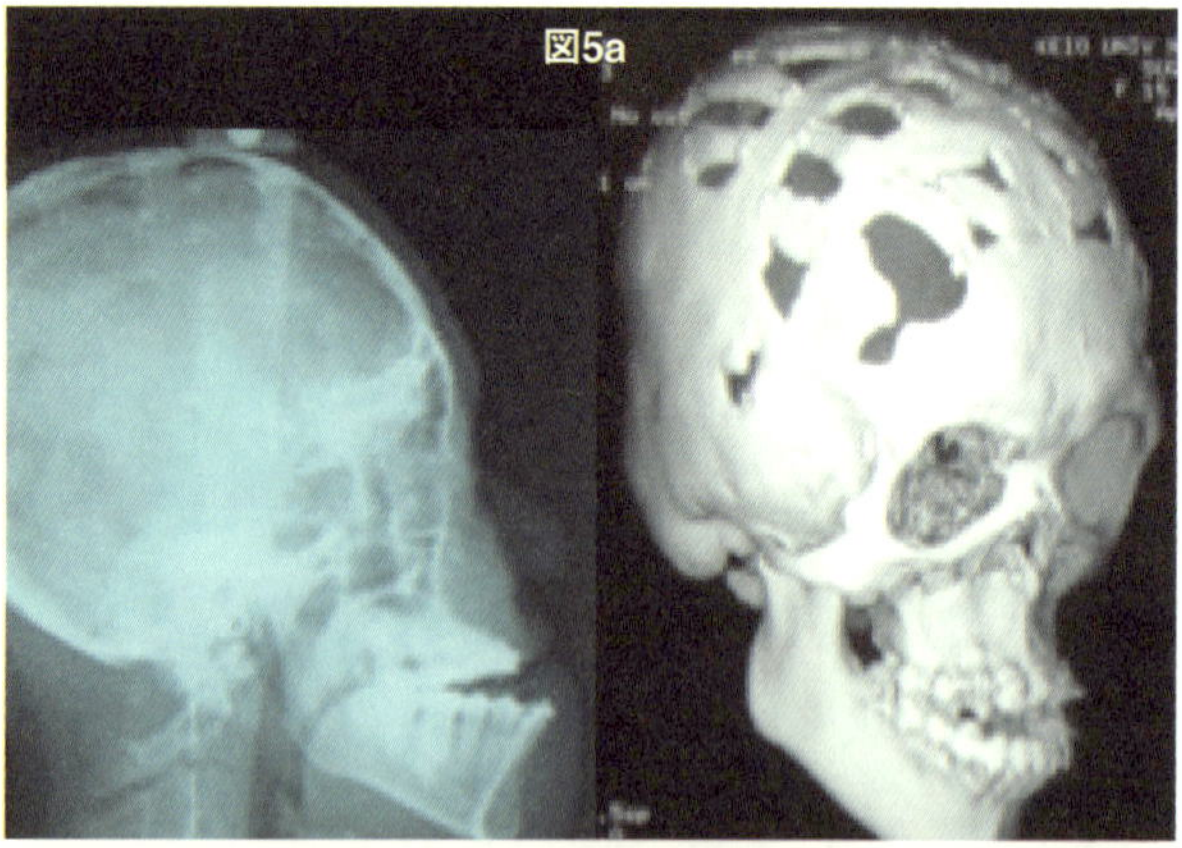

図5a

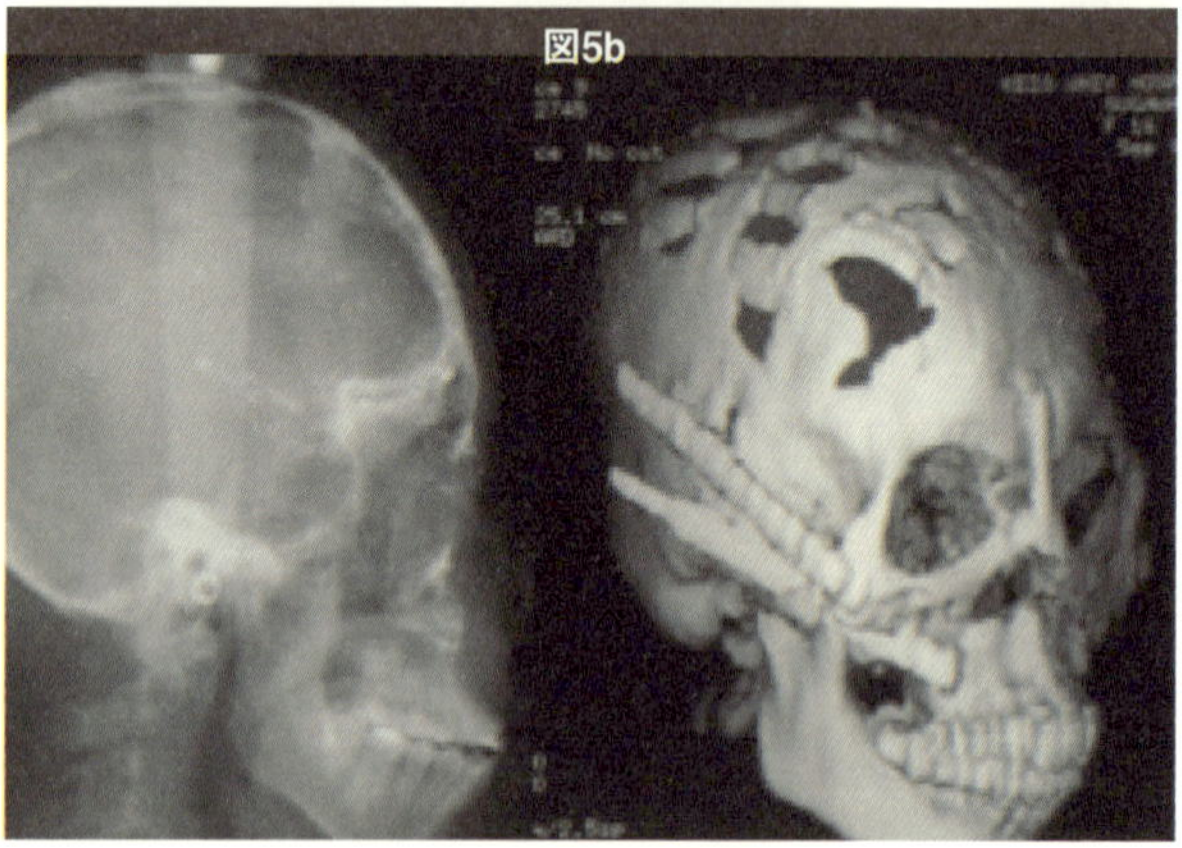

図5b

図5はアペール症候群の女子に対してルフォーⅢ＋Ⅰ型骨切延長術を行った症例の術前術後の画像です。上の二つが術前で、下の二つが術後です。上顎と顔面中央部が前方に移動されて噛み合わせと、眼球突出が改善されています。

コラム④ ―― 手術シミュレーションシステムを開発

本邦で初めて3DCTを開発導入し、手術シミュレーションのソフトウエアを開発してコンピュータによるシミュレーション手術の概念をつくりました。

上の四つの画像はCT画像からCGで3D画像を作り、それをモニター上で、骨を切り移動して手術のシミュレーションをしているところ。手術法はバンブーウエア法を行っています。

Nakajima,H.,Kurihara,T.et al :Craniofacial surgical simulation system in the 3 dimensional CT ::Surgical Plan System in [ADVANCES in SIMULATION and COMPUTER AIDED SURGERY]:The Keio Journal of Medicine :50 supplement 2,2001

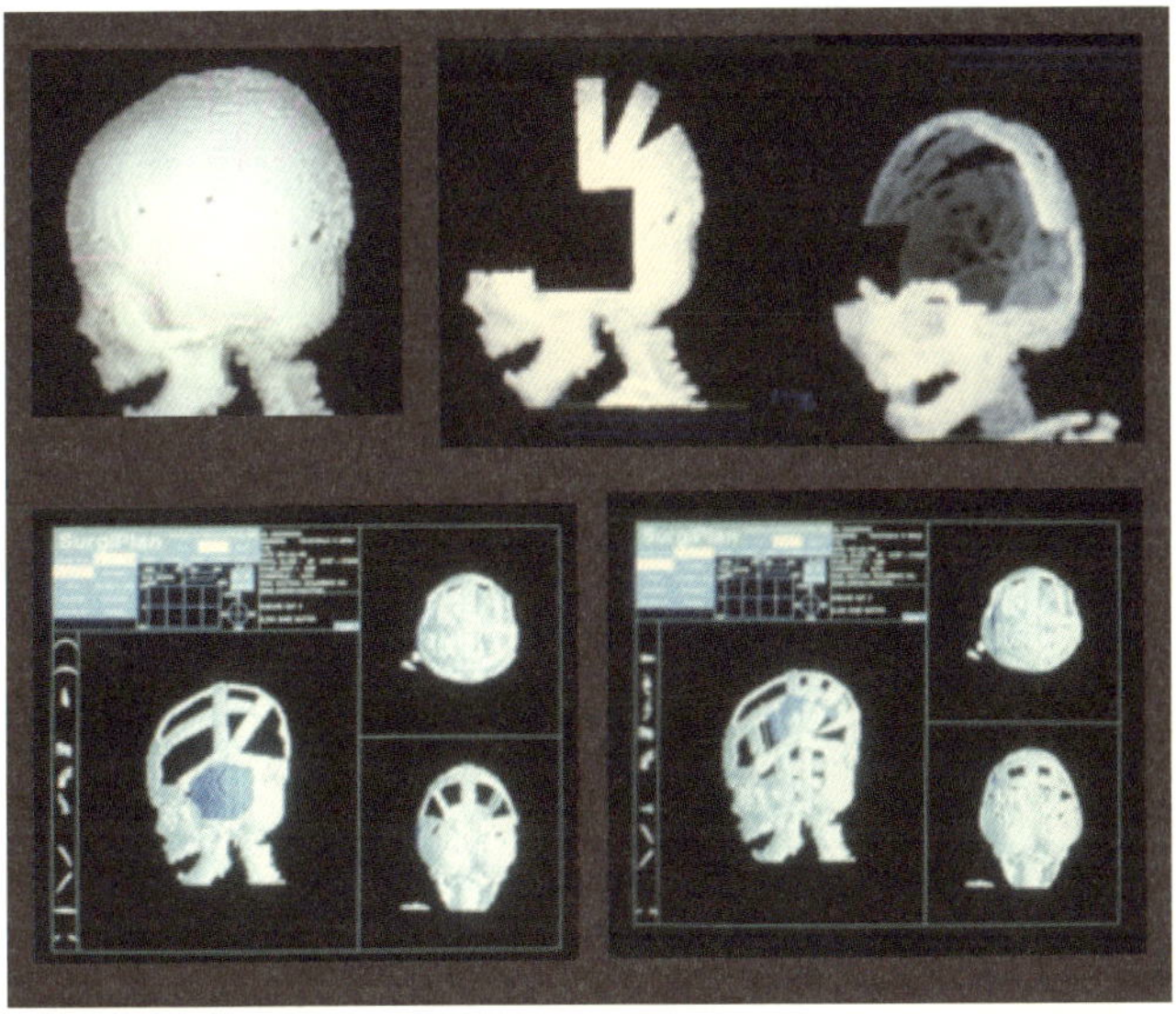

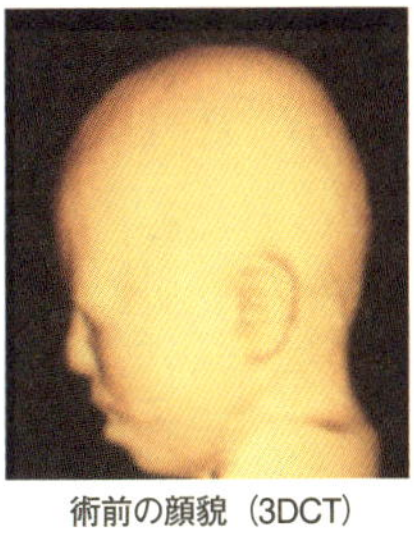

術前の顔貌（3DCT）

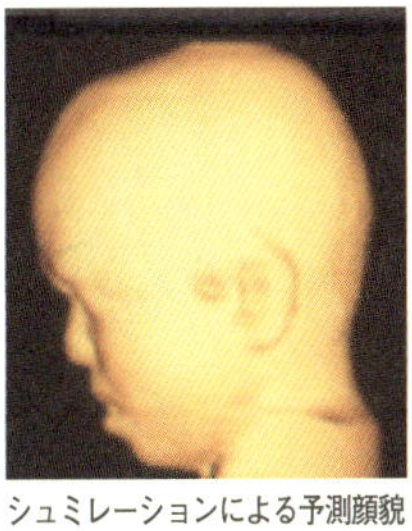

シュミレーションによる予測顔貌

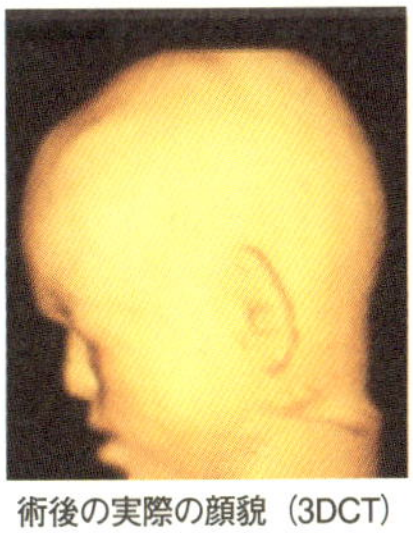

術後の実際の顔貌（3DCT）

《ヴィノフィスマッサージ》

ヴィノフィスマッサージは、私達が解剖学的研究で明らかにした皮膚の静脈還流理論を根拠にしたマッサージ法です。（ヴィノは静脈の意味です。）

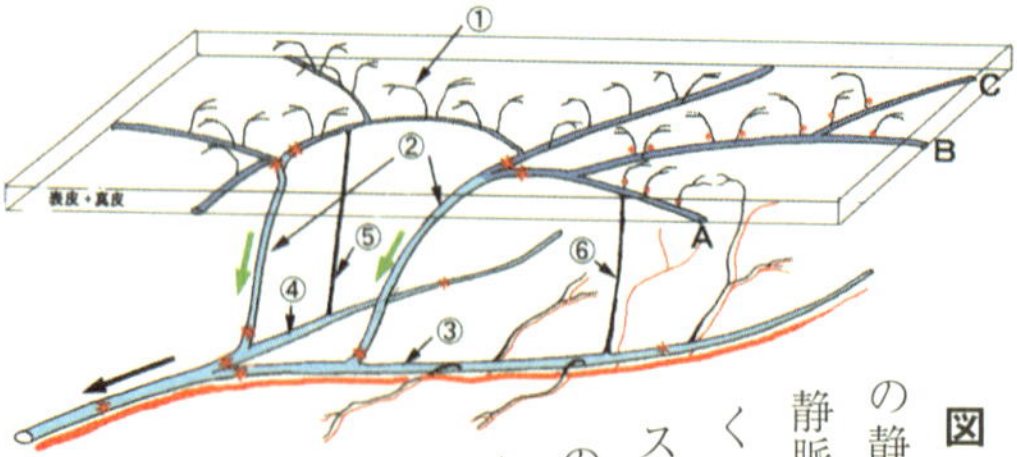

図1

図1は、皮膚の静脈血が深部静脈に戻って行く回路をイラストにしたもの。静脈には弁があり逆流を防いで一歩通行になっています。

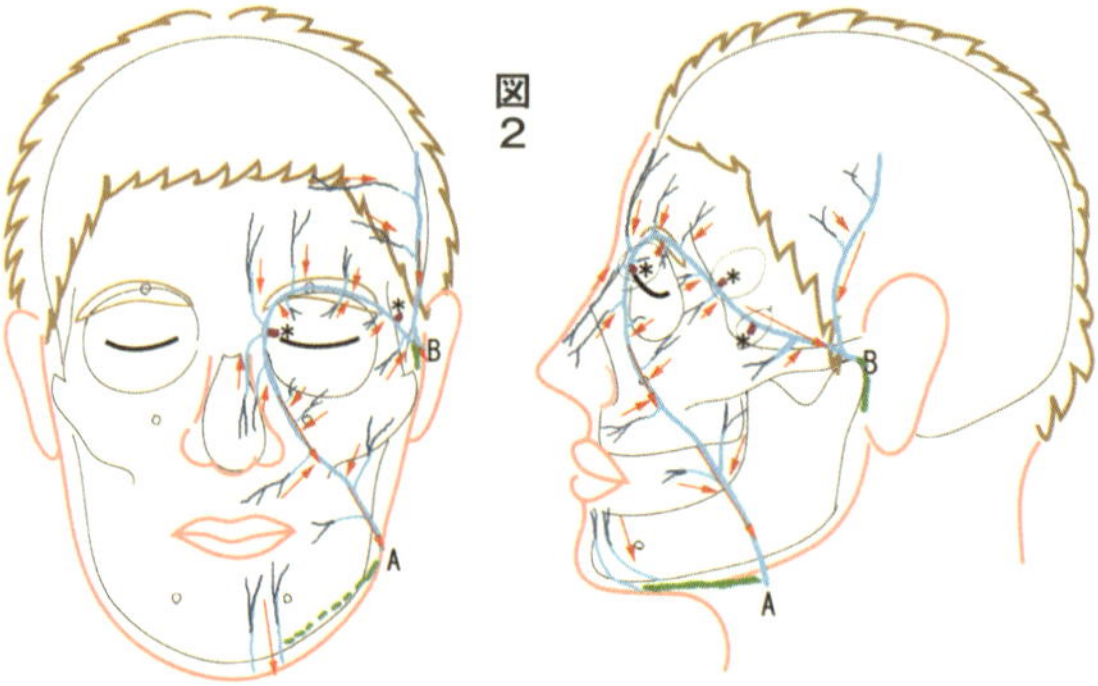

図2

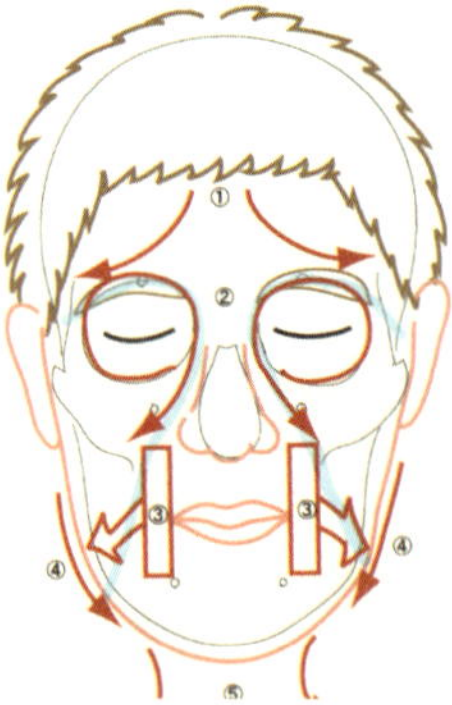

図3

図2は顔の皮膚の静脈の流れを示している。鼻から鼻唇溝にかけては上から下へ、目の周辺は内から外へ静脈は流れてループを描いています。従ってマッサージもそのループを利用する様に行います。

図3はヴィノフィスマッサージの一部を図示したものです。

「ヴィノフィスマッサージ テキスト」今西宣晶、小林照子他　医美心研究会編（非売品）、2003

《AIFモデル》

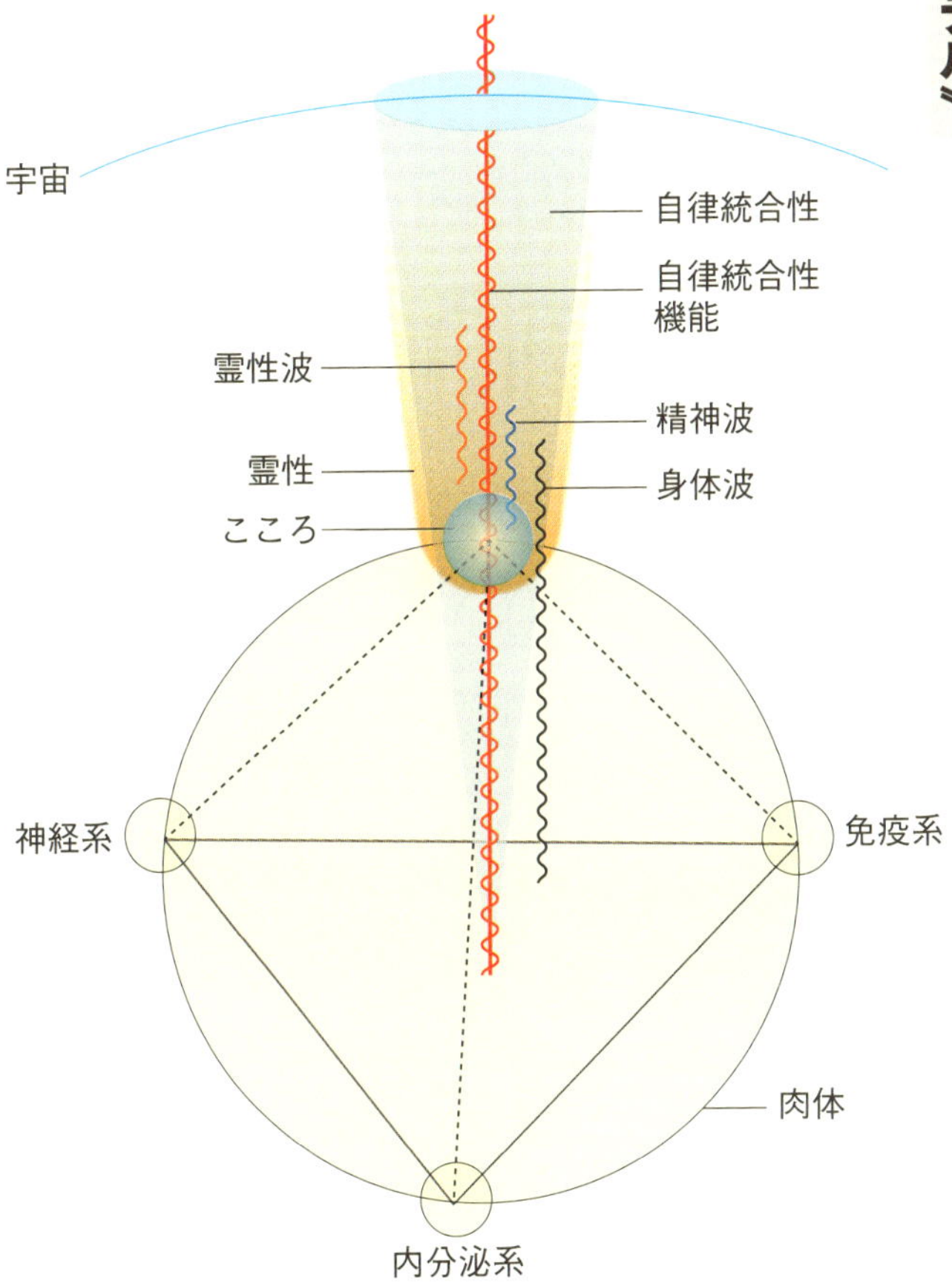

宇宙
自律統合性
自律統合性
機能
霊性波
精神波
霊性
身体波
こころ
神経系
免疫系
肉体
内分泌系

《精神症状スペクトラムと疾患の波形分布図》

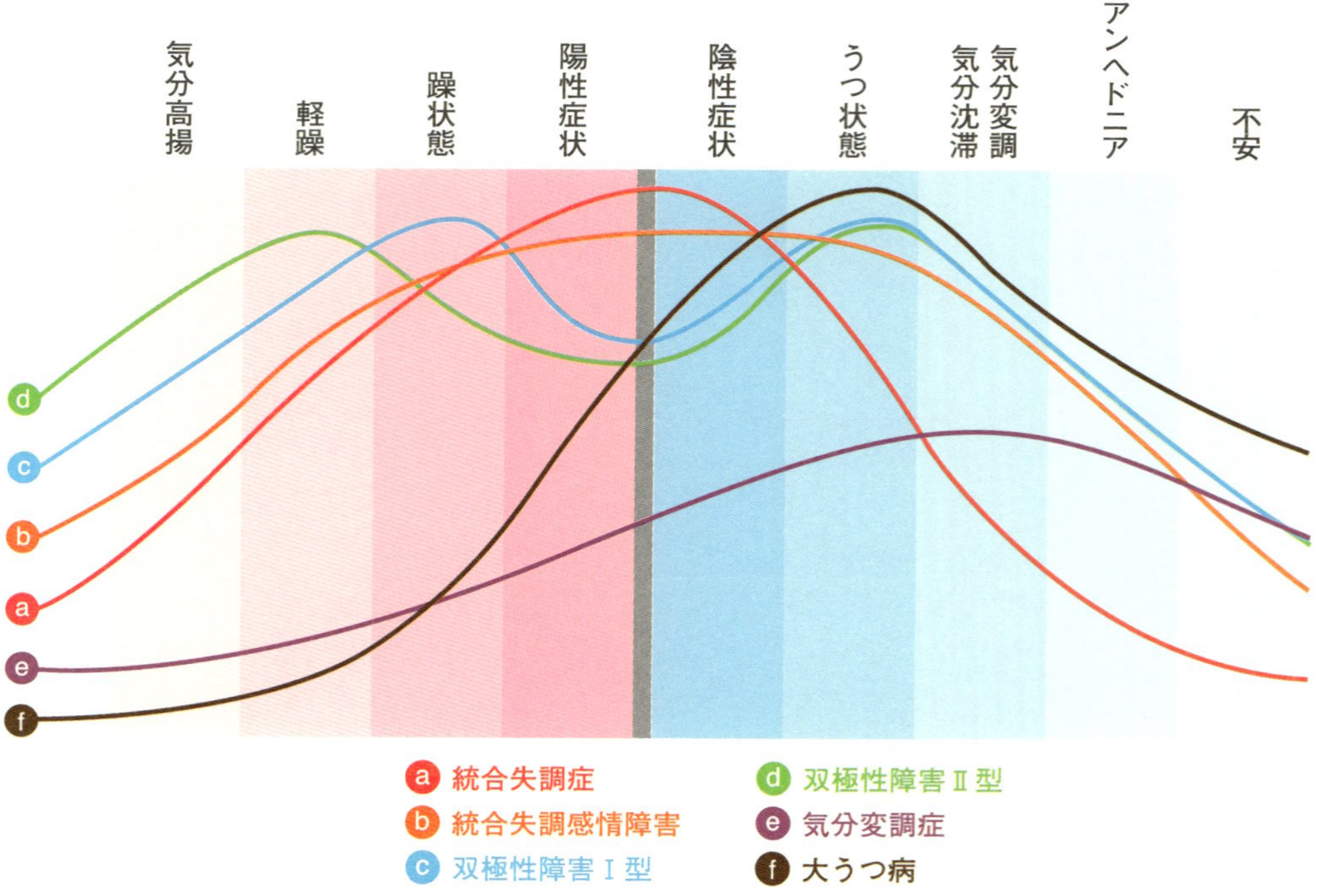

中嶋英雄（なかじま・ひでお）
形成外科医、精神科医。専門は頭蓋顔面外科、美容整心精神科
1973年慶應義塾大学医学部卒業後、同大学病院形成外科に入局。1975年から4年間に渡り、一般外科、脳神経外科、整形外科など外科系研修をする。1980年フランスに留学。頭蓋顔面外科の創始者P.Tessierに師事し、日本に導入する。1988年同大助教授（のちに准教授に改変）、2010年同大を退職して精神科に転科し、群馬会群馬病院（精神科病院）勤務。2014年同病院退職。美容整心精神医学の概念を創案。それに基づいた美容整心精神科を2014年9月クリニークデュボワ（帝国ホテルプラザ4F）内に開設し、同11月千代田区紀尾井町に美容整心メンタルクリニックを開設。内外の形成外科学会関係の受賞多数。

美容整心メンタルクリニック　http://biyouseisin.com/
http://nakajima-lab.jp/

ほんとうに美しくなるための医学
――美容整心精神医学を創造する――

二〇一五年四月二十日　初版第一刷発行

著　者　中嶋英雄
構　成　詩水淳子
装　丁　中村　健（K2）
イラストレーション　黒田征太郎
発行者　宮島正洋
発行所　株式会社アートデイズ
〒160-0008　東京都新宿区三栄町17 V四谷ビル
電　話（〇三）三三五三―二二九八
FAX（〇三）三三五三―五八八七
http://www.artdays.co.jp
印刷所　中央精版印刷株式会社

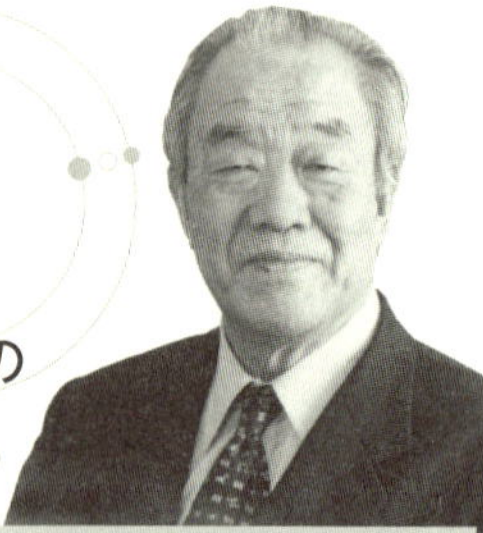